# Manuale psychischer Störungen bei Kindern und Jugendlichen

T0175585

Romuald Brunner

# Dissoziative und Konversionsstörungen

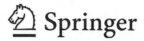 Springer

**Prof. Dr. med. Romuald Brunner**
Sektion Störungen der Persönlichkeitsentwicklung
Klinik für Kinder- und Jugendpsychiatrie
Zentrum für Psychosoziale Medizin
Universitätsklinikum Heidelberg
Blumenstraße 8
69115 Heidelberg
romuald.brunner@med.uni-heidelberg.de

ISBN-13   978-3-540-48848-4   Springer-Verlag Berlin Heidelberg New York
Bibliografische Information der Deutschen Nationalbibliothek
Die Deutsche Nationalbibliothek verzeichnet diese Publikation in der Deutschen Nationalbibliografie;
detaillierte bibliografische Daten sind im Internet über http://dnb.d-nb.de abrufbar.

**SpringerMedizin**
Springer-Verlag GmbH
ein Unternehmen von Springer Science+Business Media
springer.de

© Springer-Verlag  Berlin Heidelberg 2012

Planung:Renate Scheddin, Heidelberg
Projektmanagement: Renate Schulz, Heidelberg
Lektorat: Volker Drüke, Münster
Umschlaggestaltung: deblik Berlin
Coverbild: © Max Mönnich, deblik Berlin
Satz: Fotosatz Detzner, Speyer
SPIN: 11816560

Gedruckt auf säurefreiem Papier       26/2126 – 5 4 3 2 1 0

Frank W. Putnam gewidmet

# Vorwort

Dissoziative Störungen und Konversionsstörungen bei Kindern und Jugendlichen stehen in einem engen Zusammenhang mit dem Erleben von Belastungssituationen, die von geringfügigen Stressoren bis zu schwerwiegenden kumulativen traumatischen Lebensereignissen reichen. Trotz zunehmender wissenschaftlicher Anstrengungen wird die Ätiologie dieser Störungen noch unzureichend verstanden und erschwert damit auch die Entwicklung therapeutischer Konzepte. Die Behandlung wird zusätzlich dadurch erschwert, dass diese Störungen häufig im Kontext anderweitiger psychiatrischer Krankheitsbilder auftreten und diese auch einer Mitbehandlung bedürfen. Die systematische Analyse von klinischen Erfahrungen hat jedoch zur Entwicklung spezialisierter Therapieprogramme geführt, die den Behandlungserfolg bei diesen Erkrankungen hat deutlich verbessern können. Auch tragen neuartige neurobiologische Untersuchungsmethoden dazu bei, über ein erweitertes grundlagenwissenschaftliches Verständnis der Krankheitsbilder die therapeutische Handlungsfähigkeit zu erweitern.

Ziel dieses vorliegenden Buches ist, den bisherigen Kenntnisstand zu den dissoziativen Störungen und Konversionsstörungen zusammenzutragen sowie praxisnah die Diagnostik und Therapie darzustellen. Einleitend wird die Geschichte der Störung und ihr historisches Verständnis geschildert, im Anschluss die Definition, Klassifikation sowie die bisherigen Verständnismodelle zu ihrer Entstehung. Die weiteren Kapitel behandeln den diagnostischen Prozess sowie die Methoden der differenzialdiagnostischen Abgrenzungen von anderweitigen psychiatrischen bzw. somatischen Erkrankungen. Die Behandlungskonzepte bilden einen Schwerpunkt des Buches und werden getrennt nach beiden unterschiedlichen Typen dissoziativer Störungen – den so genannten dissoziativen Bewusstseinsstörungen und Konversionsstörungen – dargestellt. Nach einer Darstellung des Verlaufes und der Prognose der dissoziativen Störungen und Konversionsstörungen wird abschließend ein Ausblick auf die zukünftigen Forschungsaufgaben gegeben.

Dieses Buch richtet sich an die verschiedenen Disziplinen der psychosozialen Medizin. Neben Kinder- und Jugendpsychiatern, Pädiatern bzw. Neuropädiatern und Neurologen richtet sich dieses Buch auch an Psychologen und Pädagogen und weitere an der Behandlung mitwirkenden Fachdisziplinen sowie an alle Interessierten, die ihr Wissen über diese speziellen Krankheitsbilder erweitern möchten.

Heidelberg, im Herbst 2011
**Romuald Brunner**

# Inhaltsverzeichnis

# Ein Blick zurück:
# Zur Geschichte der Störung

Literatur – 4

Die Gruppe der dissoziativen Störungen einschließlich der Konversionsstörungen stellt die Hauptgruppe der früher mit dem Terminus der Hysterie bezeichneten psychiatrischen Krankheitsbilder dar. Der Begriff der Hysterie wurde aus den Klassifikationsschemata (ICD-10 und DSM-IV) weitgehend getilgt, um die implizit damit verbundene psychoanalytische Ätiologie zurückzuweisen und um eine vor allem Frauen betreffende Stigmatisierung durch diesen Begriff zu vermeiden. Freud (1959) sah die hysterischen Störungen vor allem im Zusammenhang motorischer, sensorischer und/oder charakterlicher Symptome. Im Rahmen seines Konversionskonzeptes sah er die Genese der Symptomatik in einer Umkehrung eines seelischen Konfliktes in ein körperliches Symptom.

Während Freud die hysterischen Störungen vorrangig als das psychodynamische Ergebnis aktiver mentaler Verdrängungsprozesse ansah, waren für Janet (1889) dissoziative Störungen Ausdruck einer autoregulativen, passiven Verarbeitung. Nach Vorarbeiten von Charcot (1886) entwickelte er das so genannte Dissoziationskonzept, indem er behauptete, dass die Abspaltung (»desagretation«, im Amerikanischen als »dissociation« übersetzt) bestimmter Erlebnisse aus dem Bewusstsein der entscheidende Pathomechanismus für die ehemals als hysterisch bezeichneten Krankheitsbilder sei. Dieser dissoziative Prozess stellte für Janet ein Abwehrverhalten dar, mit dem der menschliche Organismus auf eine das alltägliche Ausmaß übersteigende Belastung reagiert. Janet sprach von einem psychologischen Automatismus, der als Grundlage der Entwicklung dissoziativer Zustände angesehen wird und durch den die Symptomatik unterhalten wird. Janet sah das mentale Leben aus psychischen Elementen zusammengesetzt, die ihrerseits unter traumatischen Belastungsbedingungen in vereinzelte Automatismen abgespalten bzw. vom übrigen Bewusstsein dissoziiert werden könnten (Kapfhammer 2001).

Nach Janets Vorstellungen gehen die Traumaerfahrungen jedoch nicht verloren, sondern existieren als unbewusste »fixe Idee« weiter – in Form von sensorischen Wahrnehmungen, visuellen Bildern, viszeral-somatischen Empfindungen sowie automatisierten, motorischen Verhaltensakten. Diese übten weiterhin Einfluss auf die Wahrnehmung, Stimmung und Verhalten der Betroffenen auf, ohne jedoch der reflexiven Kontrolle des Individuums unterworfen zu sein (ebd.). In Übereinstimmung mit der Konzeption der Hysterie von Charcot sah Janet jedoch nicht nur äußere traumatogene Einflüsse in der Genese dissoziativer Störungen, sondern auch prämorbide, konstitutionelle Faktoren (»Degenerenz«). Janet postulierte, dass eine für ihn auch unzureichend erklärbare Störung der Informationsverarbeitung den grundlegenden Pathomechanismus bilden könnte. So sah er weniger die Konfrontation mit einem traumatischen Erlebnis im Mittelpunkt als vielmehr die Probleme in der Bewältigung der dadurch ausgelösten »vehementen Emotionen« als pathogenetisch bedeutsam an. Die Fähigkeit zur Emotionsverarbeitung sah er wiederum nicht unabhängig von Temperamentsfaktoren und vorangegangenen Lebenserfahrungen (ebd.).

Zwischenzeitlich war die Meinung vertreten worden, dass die »hysterischen« Krankheitsbilder in der Neuzeit nahezu verschwunden sind. Eine medizinhistorische Untersuchung konnte jedoch zeigen, dass diese Krankheitsbilder vielmehr in den vergangenen 120 Jahren eher stabil geblieben sind (Stone et al. 2008). Als Grund für die Beobachtung eines scheinbaren Rückganges dieser Krankheitsbilder wird die Trennung der Fächer von Psychiatrie und Neurologie angesehen. So war dieses Krankheitsbild nicht verschwunden, vielmehr war das fehlende medizinische Interesse an dieser Erkrankung entscheidend. Patienten fielen ins Niemandsland zwischen Neurologie und Psychiatrie. So waren Neurologen nicht interessiert, diese Patienten zu

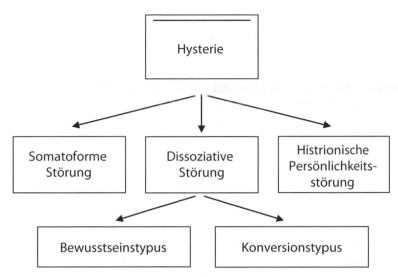

**Abb. 1.1** Zerlegung des historischen Hysteriekonzeptes in der ICD-10. (Nach Brunner u. Resch 2008)

sehen, und Patienten waren zumeist nicht interessiert, Psychiater zu sehen (Stone et al. 2008, S. 12).

Auch die heutigen, neuzeitlichen pathogenetischen Modelle weisen der Verarbeitung traumatischer Erlebniserfahrungen eine besondere Wertigkeit zu. Die Ätiologie dissoziativer Symptome und Syndrome wird heute im Sinne eines Diathese-Stress-Modells verstanden, die wesentlich auf Konzepte der aktuellen Traumaforschung, auf Stressverarbeitungsmodelle – einschließlich ihrer neurobiologischen Mechanismen – beruhen (Brunner u. Resch 2008).

Dissoziative Störungen können in so genannte dissoziative Bewusstseinsstörungen und Konversionsstörungen unterteilt werden.

---

**Dissoziative Bewusstseinsstörungen**

- Dissoziative Amnesie
- Dissoziative Fugue
- Dissoziative Stupor
- Dissoziative Identitätsstörung
- Depersonalisations- und Derealisationssyndrom

---

**Konversionsstörungen**

- Dissoziative Bewegungsstörungen
- Dissoziative Krampfanfälle
- Dissoziative Sensibilitäts- und Empfindungsstörungen

---

Dem historischen Hysteriekonzept folgend wurden die einzelnen Störungen in der ICD-10 (Dilling et al. 1991) in drei Großgruppen zerlegt (dissoziative Störungen, somatoforme Störungen, histrionische Persönlichkeitsstörung). Die Gruppe der dissoziativen Störungen fasst Störungsbilder vom so genannten Bewusstseinstypus (z. B. die dissoziative Amnesie) zusammen, wohingegen unter den Konversionsstörungen vorrangig Störungen der motorischen oder sensorischen Funktionen zusammengefasst werden.

Im Gegensatz zur ICD-10 trennt das DSM-IV die Konversionsstörungen von den dissoziativen Bewusstseinsstörungen und gruppiert sie unter die Kategorie der somatoformen Störungen ein. Die Zusammenlegung der dissoziativen Bewusstseinsstörungen und Konversionsstörungen begründet die ICD-10 mit einer hohen Komorbidität beider Störungsgruppen sowie eines übergreifenden Pathomechanismus, der auch nach neurobiologisch ausgerichteten Untersuchungsergebnissen Unterstützung erfahren hat. So scheinen Prozesse des Bewusstseins, der Handlungskontrolle und der Willensbildung bei beiden Störungsgruppen gleichermaßen bedeutsam (Brunner u. Resch 2008). Bei der Gruppe der dissoziativen Bewusstseinsstörungen stehen Störungen des Gedächtnisses und der Wahrnehmung im Vordergrund, wobei bei den dissoziativen Störungen vom Konversionstypus vorrangig Störungen der motorischen oder sensorischen Funktionen bedeutsam sind (◘ Abb. 1.1).

## Literatur


Brunner R, Resch F (2008). Dissoziative und somatoforme Störungen. In: Herpertz-Dahlmann B, Resch F, Schulte-Markwort M, Warnke A (Hrsg) Entwicklungspsychiatrie. Biopsychologische Grundlagen und die Entwicklung psychischer Störungen, 2. Aufl. Schattauer, Stuttgart, S 940–968

Charcot JM (1886) Neue Vorlesungen über die Krankheiten des Nervensystems insbesondere über Hysterie. Toeplitz & Deuticke, Leipzig

Dilling H, Mombour W, Schmidt MH (Hrsg) (1991) Internationale Klassifikation psychischer Störungen (ICD-10). Huber, Bern

Freud S (1959) Gesammelte Werke. Fischer, Frankfurt a. M.

Janet P (1889) L'automatisme psychologique. Alcan, Paris

Kapfhammer H-P (2001) Trauma und Dissoziation – eine neurobiologische Perspektive. Persönlichkeitsstörungen: Theorie und Therapie 5: 4–27

Stone J, Hewett R, Carson A, Warlow C, Sharpe M (2008) The »disappearance« of hysteria: historical mystery or illusion? J R Soc Med 101: 12–18

# Worum es geht:
# Definition und Klassifikation

## 2.1 Definition

Die dissoziativen Störungen und Konversionsstörungen sind gekennzeichnet durch einen teilweisen oder völligen Verlust der normalen Integration von Erinnerungen an die Vergangenheit, des Identitätsbewusstseins, der unmittelbaren Empfindungen sowie der Kontrolle von Körperbewegungen (Remschmidt et al. 2006). Charakteristisch sind ein plötzlicher Beginn und das plötzliche Ende dissoziativer Zustandsbilder; auch variiert das Ausmaß des Funktionsverlustes erheblich, der z. B. bei den Konversionsstörungen von einer vollständigen Lähmung der unteren Extremitäten bis hin zu einer eingeschränkten Gehfähigkeit wechseln kann.

Für die Diagnosestellung einer dissoziativen Störung müssen die allgemeinen diagnostischen Kriterien erfüllt sein (Remschmidt et al. 2006).

---

**Allgemeine diagnostische Kriterien für die Diagnosestellung einer dissoziativen Störung (nach ICD-10)**

- Kein Nachweis einer körperlichen Krankheit, welche die für diese Störung charakteristischen Symptome erklären könnte (es können jedoch körperliche Störungen vorliegen, die andere Symptome verursachen)
- Überzeugender zeitlicher Zusammenhang zwischen den dissoziativen Symptomen und belastenden Ereignissen, Problemen oder Bedürfnissen

---

Auch wenn grundsätzlich die Notwendigkeit einer körperlich-neurologischen Diagnostik besteht, stellt die Forderung des Nachweises einer fehlenden Organläsion als Definitionskriterium ein problematisches Unterfangen dar, denn die jüngsten neurobiologischen Untersuchungen weisen auf pathophysiologische Mechanismen auch in dieser klassischen Gruppe der »reaktiven« oder »funktionellen« Störungen hin.

Der Nachweis eines überzeugenden zeitlichen Zusammenhanges zwischen den dissoziativen Symptomen und belastenden Ereignissen ist vom Diagnostiker häufig nicht zu erbringen, da ihm oft hinreichende anamnestische Informationen fehlen. Auch können dissoziative Symptome durch unspezifische geringfügige Belastungen ausgelöst werden, die jedoch nur schwer eruierbar sind. Ebenso könnte die dissoziative Symptomatik auch exazerbiert sein vor dem Hintergrund einer weit in die Vorgeschichte der Betroffenen zurückreichenden Belastung, die akut durch internale oder externale Hinweisreize ausgelöst wurde. Darüber hinaus stellt die Forderung nach einer unwillentlichen und unbewussten Generierung der Symptomatik einen problematischen Aspekt dar, da es sich derzeit um kaum zu verifizierende Konstrukte handelt. So lässt sich kaum feststellen, ob und in welchem Umfang die Funktionsverluste willkürlich kontrolliert werden können oder nicht (Remschmidt et al. 2006). Daher wird sehr allgemein geschlussfolgert, dass sich »der durch die unlösbaren Schwierigkeiten und Konflikte hervorgerufene unangenehme Affekt in irgendeiner Weise in Symptome umsetzt« (ebd., S. 201). Bisher liegen nur ansatzweise neurobiologische Erklärungsmöglichkeiten vor, die dieses heuristische Modell in ein empirisches übersetzen könnten.

## 2.2 Epidemiologie

Bisher liegen keine ausreichenden systematischen Untersuchungen in der Allgemeinbevölkerung zur Prävalenz dissoziativer Bewusstseinsstörungen und Konversionsstörungen im Kindes- oder Jugendalter vor. Bei Erwachsenen zeigen Prävalenzuntersuchungen von dissoziativen Bewusstseinsstörungen in der Allgemeinbevölkerung eine Lebenszeitprävalenz von 2 % in den Niederlanden (Vanderlinden et al. 1993) und 7 % in Kanada (Waller u. Ross 1997) nach den diagnostischen Kriterien des DSM-IV. Frauen waren gegenüber Männern in den Studien deutlich überrepräsentiert (6–9 : 1). In einer jugendpsychiatrischen Inanspruchnahme-population konnte eine Prävalenzrate dissoziativer Bewusstseinsstörungen von 3,7 % festgestellt werden, wobei zwei Drittel der Diagnosen auf das Depersonalisations- und Derealisationssyndrom entfielen (Brunner 2005). Ein pathologisches Ausmaß von dissoziativen Phänomenen im Sinne eines erhöhten Fragebogenwertes finden sich bei 2–3 % der Erwachsenen (Spitzer u. Freyberger 2008) in der Allgemeinbevölkerung; jedoch findet sich bei Jugendlichen aus der Normalbevölkerung ein deutlich höherer Prozentsatz, und zwar ca. 10 % (Brunner et al. 1999). Im Gegensatz zu den deutlichen Geschlechterunterschieden bei den dissoziativen Störungen vom kategorialen Rang sind auf Symptomebene keine geschlechtsspezifischen Unterschiede bei Jugendlichen oder jungen Erwachsenen erhoben worden (Brunner et al. 1999; Spitzer u. Freyberger 2008).

In einer repräsentativen Stichprobe (Lieb et al. 1998) von 14- bis 24-Jährigen wurde in Deutschland eine Lebenszeitprävalenz von 0,62 % festgestellt, wobei jedoch erwähnt werden muss, dass nicht sämtliche nach der ICD-10 klassifizierten dissoziativen Störungen in der Erhebung erfasst wurden. Konversionsstörungen treten vor dem 9. Lebensjahr sehr selten auf, Untersuchungen in kinder- und jugendpsychiatrischen Stichproben weisen auf eine deutliche Geschlechterdifferenz hin (4–5 : 1 zugunsten der Mädchen). Am häufigsten finden sich im Gesamtspektrum der Konversionsstörungen die dissoziativen Bewegungsstörungen (vor allem Lähmungen und Gangstörungen) und dissoziativen Krampfanfälle (Lehmkuhl et al. 1998). Im Hinblick auf die Häufigkeit dissoziativer Symptome vom Bewusstseinstypus weisen epidemiologische Untersuchungen mithilfe eines Screening-Fragebogens (Adolescent Dissociative Experiences Scale) auf eine hohe Prävalenz einzelner Symptome (z. B. Depersonalisationserleben) in der Allgemeinbevölkerung bei Jugendlichen (Brunner u. Resch 2002) hin.

Die Kulturabhängigkeit im Auftreten dissoziativer Störungen wurde insbesondere bei der Gruppe der dissoziativen Trance- und Besessenheitszustände beschrieben (Fiedler 1999). Nach der ICD-10 wird jedoch die Diagnosestellung bei diesen Zuständen nur erwogen, wenn sie sich innerhalb täglicher Aktivitäten abspielen, die außerhalb religiöser oder anderer in diesem Sinn kulturell akzeptierter Situation auftreten (Remschmidt et al. 2006). Trance und Besessenheit ohne klinische Bedeutung finden sich bei rituellen oder religiösen Handlungen, die jedoch von den betreffenden Personen freiwillig induziert werden. Auch wird die Induktion von Trance- und Besessenheitszustände in bestimmten Kulturen von »Heilern« (Schamanen, Priestern etc.) therapeutisch eingesetzt (Fiedler 1999). Umfangreiche empirische kulturvergleichende Studien zur Art und Prävalenz dissoziativer Störungen liegen bislang nicht vor.

## 2.3 Leitsymptome

### 2.3.1 Klinische Leitsymptomatik der dissoziativen Bewusstseinsstörungen und Konversionsstörungen

Während bei den dissoziativen Bewusstseinsstörungen die gestörte Selbstwahrnehmung und Störungen des Identitätsbewusstseins im Vordergrund stehen, sind bei den dissoziativen Störungen vom Konversionstypus insbesondere Störungen der Selbststeuerung vorherrschend, die sich z. B. in einem Kontrollverlust über Körperbewegungen zeigen können. Charakteristisch sind Bewegungsstörungen im Sinne von Lähmungen der oberen oder unteren Extremitäten oder Krampfanfälle. Beim Bewusstseinstypus sind dissoziativ-amnestische Zustände (retrograder Verlust der Erinnerung an biographisch wichtige Ereignisse) oder ein Depersonalisationserleben (Empfindungen werden als fremd, der eigenen Person als nicht zugehörig erlebt) typisch. In Bezug auf das Ausmaß der Schwere der Phänomene treten dissoziative Symptome entlang eines Kontinuums auf, das von fluktuierenden oder vorübergehenden Symptomen bis hin zu lang anhaltenden, therapeutisch schwer zugänglichen chronifizierten Syndromen reicht.

**Dissoziative Symptome können klinisch bedeutsam sein, auch wenn das Ausmaß der Symptomatik keine Zuordnung zur Diagnose von einem kategorialen Rang erreicht.**

Die dissoziative Symptomatik ist häufig im Kontext anderweitiger psychischer Störungen anzutreffen (insbesondere der akuten und posttraumatischen Belastungsstörung, der Borderline-Persönlichkeitsstörung sowie bei Selbstbeschädigungserkrankungen; Brunner et al. 2012). Die Symptome scheinen der Aufrechterhaltung eines emotionalen Gleichgewichtes in der Konfrontation mit akuten oder chronischen Stressfaktoren zu dienen und führen selbst zu einem erneuten Stresserleben, die die Funktionseinschränkungen weiter verstärken können (Maldonado et al. 1998). Für die dissoziativen Störungen vom Konversionstypus ist eine Chronifizierungsneigung nicht selten, die mit einem spezifischen Krankheitsverhalten der betroffenen Kinder und Jugendlichen (und ihrer elterlichen Bezugspersonen) sowie mit einer wiederholten inadäquaten Inanspruchnahme medizinischer Dienste verbunden ist. Eine mangelnde Krankheitseinsicht und eine schwierige Arzt-Patient-Beziehung erschweren häufig eine adäquate Diagnostik und die Einleitung fachspezifischer Behandlungen.

## 2.4 Untergruppen nach ICD-10

Innerhalb der Gesamtgruppe der dissoziativen Störungen kann man im Rahmen der ICD-10-Klassifikation zwei Subgruppen unterscheiden:
- dissoziative Bewusstseinsstörungen,
- Konversationsstörungen.

Im Bereich der dissoziativen Bewusstseinsstörungen sind folgende Erkrankungsbilder klinisch am bedeutsamsten: dissoziative Amnesie (F44.0), dissoziative Fugue (F44.1), dissoziativer Stupor (F44.2), dissoziative Identifikationsstörung (F44.81) und Depersonalisations- und Derealisationssyndrom (F40.1). Das Depersonalisations- und Derealisationssyndrom wird in der ICD-10 den sonstigen neurotischen Störungen (F48) zugeordnet. Aus inhaltlichen Gründen wird dieses Syndrom, der nordamerikanischen Klassifikation folgend, den dissoziativen Störungen zugeordnet. Die wichtigsten dissoziativen Störungen vom Konversionstypus sind dissoziative Bewegungsstörungen (F44.4), dissoziative Krampfanfälle (F44.5), dissoziative Sensibilitäts- und Empfindungsstörungen (F44.6) sowie dissoziative Störungen (Konversionsstörungen), gemischt (F44.7) (■ Tab. 2.1).

### 2.4.1 F44.0 Dissoziative Amnesie

Die dissoziative Amnesie wird als die Kernsymptomatik der dissoziativen Bewusstseinsstörungen betrachtet. Jedoch tritt die Störung äußerst selten isoliert auf. Sie ist vielmehr Bestandteil anderweitiger dissoziativer Störungen, vor allem der dissoziativen Identitätsstörung. Patienten mit einer dissoziativen Amnesie sind sich im Allgemeinen ihrer Gedächtniseinbußen bewusst. Die Lücken beziehen sich zumeist auf autobiographische Informationen. Erinnerungen an Details der persönlichen Lebensgeschichte können häufig nur lückenhaft wiedergegeben werden.

**▢ Tab. 2.1** Dissoziative Störungen: Untergruppen nach ICD-10

| Bewusstseinstypus | Konversionsstörungen |
| --- | --- |
| F44.0 Dissoziative Amnesie | F44.4 Dissoziative Bewegungsstörungen |
| F44.1 Dissoziative Fugue | F44.5 Dissoziative Krampfanfälle |
| F44.2 Dissoziativer Stupor | F44.6 Dissoziative Sensibilitäts- und Empfindungsstörungen |
| F44.3 Trance- und Besessenheitszustände | F44.7 Dissoziative Störungen, gemischt |
| F44.8 Ganser-Syndrom | |
| F44.81 Dissoziative Identitätsstörung | |
| F48.1 Depersonalisations- und Derealisationssyndrom | |

**Beispiel**

So berichtete beispielsweise eine jugendliche Patientin, die sich wegen repetitiver Selbstverletzungen in stationärer Behandlung befand, nur noch bruchstückhafte Erinnerungen an einen Lebenspartner der Mutter zu haben, der sich vom 9. bis zum 11. Lebensjahr der Patientin schwer gewalttätig ihr und ihrer Mutter gegenüber verhalten hatte.

Es wurden unterschiedliche Formen amnestischer Zustände beschrieben: Sehr selten tritt die generalisierte Form von Gedächtniseinbußen bezüglich der gesamten Lebensgeschichte auf, am häufigsten in Verbindung mit einer dissoziativen Identitätsstörung. Selektive Amnesien (z. B. werden einige Personen oder bestimmte Ereignisse nicht erinnert) und lokalisierte Amnesien (Erinnerungsdefizite an Personen oder Ereignisse während umschriebener Zeitabschnitte) werden häufiger beobachtet. In der Übersicht sind qualitativ unterschiedliche Amnesieformen aufgelistet.

**Amnesieformen (Mod. nach Saß et al. 1996)**

- Retrograde Amnesie: Der Erinnerungsverlust bezieht sich auf Ereignisse, die vor der Belastungssituation liegen.
- Posttraumatische Amnesie: Es besteht ein Verlust der Erinnerung für Geschehnisse, die sich mit Latenz an das traumatisierende Ereignis anschließen.
- Anterograde Amnesie: Es können Ereignisse nicht erinnert werden, die in einem zeitlich engen Zusammenhang mit dem Trauma stehen; es fehlen Erinnerungen an Geschehnisse, die in der Zeit vor dem Ereignis stattfanden, während desselben und/oder nach dem Ereignis.
- Lokalisierte Amnesie: Es besteht ein anterograder Gedächtnisverlust, der auf eine zeitlich genau eingrenzbare Periode beschränkt ist.
- Selektive Amnesie: Der ebenfalls anterograde Gedächtnisverlust umfasst nur bestimmte Ereignisse eines umgrenzten Zeitabschnittes.
- Systematisierte Amnesie: Es kommt zu einem Verlust des Gedächtnisses für be-

**2**

stimmte Kategorien von Informationen, wie beispielsweise alle Erinnerungen an die eigene Familie oder an eine bestimmte Person.

- Generalisierte Amnesie: Der Betroffene verliert in der Folge traumatischer Erfahrungen für kurze Zeit alle Erinnerungen für eine mehr oder weniger große Anzahl zurück liegender Jahre oder, sehr selten, an sein bisheriges Leben.

- Andauernde Amnesie: Sie wird ebenfalls sehr selten beobachtet. Hauptmerkmal ist ein noch fortbestehender anterograder Amnesieprozess. Der Betroffene ist seit dem Trauma nach wie vor unfähig, neu aufgetretene bzw. auftretende Ereignisse kognitiv zu integrieren und zu erinnern.

## 2.4.2 F44.1 Dissoziative Fugue

Die dissoziative Fugue ist gekennzeichnet durch eine plötzliche, unerwartete Entfernung vom Zuhause, vom Arbeitsplatz oder einer Unterbrechung der allgemeinen Aktivität, wobei der Patient bzw. die Patientin als völlig normal, ohne Anzeichen von psychopathologischen Auffälligkeiten oder kognitiven Defiziten erscheint (Saß et al. 1996). Manche Patienten zeigen einen Verlust ihrer Identität und nehmen eine neue Identität an, gleichzeitig besteht eine teilweise oder vollständige Amnesie für den Fuguezustand. Nicht selten kommt es zu einer Reise zu früher bekannten Plätzen und Orten mit Bedeutung (Remschmidt et al. 2006).

### Beispiel

Ein älteres jugendliches Mädchen wurde der Klinik von Mitschülerin vorgestellt, nachdem sie bei einem unerwarteten Besuch bei den Mitschülern sich selbst mit einem falschen Namen bezeichnete und bei Nachfragen der Mitschüler keine korrekten autobiographischen Angaben machen konnte. Äußerlich erschien sie völlig unauffällig. Im weiteren Verlauf wurde bekannt, dass sie drei Tage zuvor Opfer eines schweren sexuellen Angriffes geworden war.

## 2.4.3 F44.2 Dissoziativer Stupor

Der Stupor ist gekennzeichnet durch eine deutliche Verringerung bis hin zum Fehlen der willkürlichen Bewegungen und Aktivitäten, kombiniert mit einer Sprachverarmung bis hin zu Mutismus. Der erhaltene Muskeltonus, die Körperhaltung, Atmung und ein gelegentliches Öffnen der Augen sowie koordinierte Augenbewegungen deuten auf eine fehlende organische Bewusstseinsstörung hin (Remschmidt et al. 2006).

## 2.4.4 F44.3 Trance- und Besessenheitszustände

Hier werden nur Trancezustände kategorisiert, die unfreiwillig oder ungewollt sind und sich innerhalb täglicher Aktivitäten abspielen und außerhalb religiöser oder anderer in diesem Sinn kulturell akzeptierten Situationen auftreten (Remschmidt et al. 2006). Diese Betroffenen verhalten sich so, als ob sie von einer anderen Persönlichkeit, einem Geist, einer Gottheit oder einer Kraft beherrscht würden. Empirische Untersuchungen im Kindes- und Jugendlichenalter bezüglich dieses Störungsbildes liegen nicht vor.

## 2.4.5   F44.80 Ganser-Syndrom

Das Kernsymptom der von Ganser (1898) beschriebenen Störung ist das so genannte Vorbei-Antworten. Diese Störung ist häufig von mehreren anderen dissoziativen Symptomen (vgl. Wirtz et al. 2008) begleitet, z. B. von

- Konversionsstörungen im Sinne pseudoepileptischer Anfälle,
- dissoziativen Fuguezuständen,
- visuellen oder akustischen Pseudohalluzinationen sowie
- verschiedenen neuropsychologischen Störungen wie Gedächtnislücken und Wahrnehmungsstörungen.

Die Symptomatik wurde zum Teil auch als »Pseudodemenz« bezeichnet, und systematische Untersuchungen weisen auf eine hohe Koinzidenz mit neurologischen Störungen hin, vor allem im Bereich frontalexekutiver Funktionen. Die Vielfalt des psychopathologischen Bildes und das uneinheitliche Bild der neuropsychologischen und zerebralen Störungsmuster machen eine nosologische Zuordnung sehr schwierig.

**Beispiel**

So beschrieben beispielsweise Wirtz et al. (2008) eine Patientin, die trotz unauffälliger Spontansprache und Sprachverständnis auf auch einfache Fragen falsche oder völlig unplausible Antworten gab.

## 2.4.6   F44.81 Dissoziative Identitätsstörung (Multiple Persönlichkeitsstörung)

Bei dieser Störung treten verschiedene Persönlichkeitszustände auf, die jeweils mit einer unterschiedlichen Biographie, Identität bzw. einer Identität mit verschiedenen Namen imponieren können. Die einzelnen Identitäten können sich unterscheiden im berichteten Alter, Geschlecht, in der Sprache, im kognitiven Niveau oder Affektausdruck (Saß et al. 1996). Die unterschiedlichen Persönlichkeiten sind sich häufig der Existenz der anderen nicht oder kaum bewusst.

Das geforderte Vorhandensein mehrerer existierender, alternierender Persönlichkeiten wird heute abgeschwächt zugunsten eines Konzeptes, das einen häufigen Wechsel zwischen den Persönlichkeitsanteilen vertritt, wobei jedoch die Kernidentität erhalten bleibt (Putnam 1997).

## 2.4.7   F44.1 Depersonalisations- und Derealisationssyndrom

Dieses Syndrom ist gekennzeichnet durch persistierende oder wiederkehrende Episoden von Entfremdungserleben, das sich sowohl auf das Selbst (so genannte autopsychische Depersonalisation), den Körper (somatopsychische Depersonalisation) oder die Umwelt (Derealisation) beziehen kann (Dilling et al. 1991; Klosterkötter 1988). Von dieser Störung Betroffene erleben ihr eigenes Denken, ihre Vorstellungen oder Erinnerungen als fremd oder unbekannt. Auch wird ein Gefühl der Trennung von Teilen des Körpers (losgelöst) oder eine Entfremdung von Emotionen berichtet, was zu einem roboterhaften Empfinden führen kann.

Weiterhin werden »out of body experiences« beschrieben, bei denen die Betroffenen von einem Gefühl berichten, als ob sie neben sich stünden und sich von außen beobachteten. Charakteristisch ist jedoch, dass die Realitätsprüfung intakt ist. Betroffene beschreiben ihre Erfahrungen als »Als-ob«-Erfahrungen, d. h., sie wissen, dass sie nicht neben sich stehen, sondern haben die eigenartige Wahrnehmung, als ob sie neben sich stehen. Bei einem Vollbild einer psychotischen Störung würden die Betroffenen unkorrigierbar im Sinne einer Wahngewissheit angeben, dass sie neben sich stehen.

Die angstinduzierende Qualität von Depersonalisationserfahrungen führt zu der Sorge der

Patienten, »verrückt zu sein« (Hoffmann u. Eckhardt-Henn 2001). Als besonders quälend empfinden die Patienten eine Art von Gefühlsverlust, das Empfinden, dass sie nicht länger ihr eigenes Denken, ihre eigenen Vorstellungen und Erinnerungen erleben und dass sie ihre Bewegungen und ihr Verhalten irgendwie nicht ihre eigenen seien und dass ihr Körper leblos, losgelöst oder anormal sei. Derealisationsphänomene treten häufig gemeinsam mit Depersonalisationsphänomenen auf und werden von den Betroffenen als eine Entfremdung von der Umwelt beschrieben, die sie plötzlich als fremd, unbekannt oder verändert wahrnehmen (Dilling et al. 1991). So klagen Betroffene, dass sie die Umgebung oder bestimmte Objekte plötzlich als fremd, verzerrt, stumpf, farblos, leblos, eintönig wahrnehmen.

## 2.5    Konversionsstörungen nach ICD-10

Am häufigsten treten dissoziative Bewegungsstörungen und dissoziative Krampfanfälle im Kindes- und Jugendalter auf. Die dissoziativen Störungen vom Konversionstypus können sich im gesamten Altersspektrum vielfältig manifestieren.

### 2.5.1    F44.4 Dissoziative Bewegungsstörungen

Die Bewegungsstörungen sind zumeist gekennzeichnet durch einen vollständigen oder partiellen Verlust der Bewegungsfähigkeit, zumeist der unteren, aber auch der oberen Extremitäten. Typisch sind auch partielle Schwächen der Extremitäten, die gleichzeitig mit einem Zittern oder Schütteln verbunden sein können (Egle u. Ecker-Egle 1998). Verschiedene Grade von Koordinationsstörungen (Ataxie) oder der Unfähigkeit, ohne Hilfe zu stehen (Astasie) oder zu gehen (Abasie), können auftreten. Die Patienten lehnen sich häufig an Begleitpersonen an, um Unterstützung für ihre Schwächen zu erhalten. Im Kindes- und Jugendalter kommt es häufig zu einer zügigen Remission der Symptomatik, jedoch können vor allem im Erwachsenenalter schwere Formen der Astasie und Abasie in einer ausgeprägten Immobilität münden. Auch die psychogene Dysarthrie (Sprechstörung) und die Aphonie (vollständiger Stimmverlust) werden den dissoziativen Störungen zugeordnet.

### 2.5.2    F44.5 Dissoziative Krampfanfälle

Dissoziative Anfälle können wie epileptische Anfälle imponieren, jedoch sind Zungenbiss, schwere Verletzungen beim Sturz oder Urin-Inkontinenz selten. Stattdessen findet sich ein eher stupurös wirkender Bewusstseinsverlust (Remschmidt et al. 2006). Es zeigt sich eine große Bandbreite zwischen Ohnmachten (»swoons«) sowie einer tonisch-klonischen Symptomatik, die im Ausdruck einem Grand-mal-Anfall ähnelt, bis hin zu dramatischen Ausdrucksformen wie dem »Arc de cercle« (massives Überstrecken des ganzen Körpers mit nach oben gerichtetem Körperbogen).

### 2.5.3    F44.6 Dissoziative Sensibilitäts- und Empfindungsstörungen

Diese Störungen sind gekennzeichnet durch einen teilweisen oder vollständigen Verlust der normalen Hautempfindungen an Körperteilen oder am ganzen Körper (Hypo-, Hyper- oder Parästhesien). Seh-, Hör- oder Riechverluste sind typischerweise selten vollständig; bei Sehbeeinträchtigungen wird von Patienten häufig eine Gesichtsfeldeinschränkung im Sinne eines Tunnelsehens und ein Verlust der Sehschärfe angegeben.

### 2.5.4 F44.7 Dissoziative Störungen, gemischt

Mischbilder mit einer dissoziativen Bewusstseinssymptomatik (z. B. Amnesien, Depersonalisationserleben) in Kombination mit dissoziativen Phänomenen vom Konversionstypus treten häufig im Kontext komplexer traumatischer Belastungen auf und sind nicht selten Bestandteil eines umfassenden Störungsbildes wie der Borderline-Persönlichkeitsstörung (◘ Tab. 2.2).

## 2.6 Untergruppen nach DSM-IV plus Ausblick DSM-V/ICD-11

Die Klassifikation der dissoziativen Störungen und Konversionsstörungen im Vergleich von ICD-10 und DSM-IV zeigt ◘ Tab. 2.3. Der wesentlichste Unterschied der beiden Klassifikationssysteme besteht darin, dass das DSM-IV die dissoziativen Störungen vom Konversionstypus unter die Kategorie der somatoformen Störungen gruppiert. Eine Neu-und Zuordnung der Konversionsstörungen von dissoziativen Störungen analog dem ICD-10-Konzept wird von fuhrenden Arbeitsgruppen derzeit gefordert – mit der Begründung einer hohen Komorbidität der dissoziativen Bewusstseinsstörungen mit den Konversationsstörungen sowie zunehmenden Hinweisen auf einen störungsübergreifenden Pathomechanismus. Der in der ICD-10 geforderte Nachweis eines zeitlichen Zusammenhangs zwischen den dissoziativen Symptomen und belastenden Ereignissen wird im DSM-IV nicht als allgemeines Diagnosekriterium geführt, jedoch wird das Vorliegen einer klinisch bedeutsamen psychosozialen Funktionseinschränkung in Folge der Symptomatik gefordert (Saß et al. 1996). Spezifische Diagnosen unter diagnostischen Obergruppen zu subsumieren ist aus Gründen der klinischen Nützlichkeit erforderlich, damit der Kliniker auch verschiedene Diagnosen trotz überlappender Symptomatik unterscheiden

kann (Friedman et al. 2011). Eine exakte klassifikatorische Zuordnung ist auch aus wissenschaftlichen Gründen erforderlich, um Krankheitsmodelle entwickeln bzw. überprüfen zu können (vgl. auch Friedman et al. 2011). Die enge Beziehung zwischen belastenden und traumatischen Lebensereignissen und der Genese der akuten Belastungsreaktion (► Kap. 4), der posttraumatischen Belastungsstörung und den dissoziativen Störungen hatte bei der Diskussion um die Neuauflage des DSM zur Forderung einer diagnostischen Oberkategorie unter dem Titel der »trauma- und stressbezogenen« Störungen geführt. Friedman et al. (2011) weisen zu Recht darauf hin, dass belastende/traumatische Lebensereignisse unmittelbare Vorläufer bei der Exazerbation der Symptomatik der akuten und posttraumatischen Belastungsstörung sind, jedoch bei den dissoziativen Störungen diese Ereignisse zumeist prädisponierende Vulnerabilitätsfaktoren darstellen, die eine ganze Bandbreite an Psychopathologie auslösen können, aber nicht notwendigerweise auf die Exazerbation einer dissoziativen Symptomatik begrenzt sind. Aus diesem Grunde sollte m.E. der in der ICD-10 geforderte Nachweis eines zeitlichen Zusammenhangs zwischen den dissoziativen Symptomen und belastenden Ereignissen bei der Neukonzeption der ICD-11 fallen gelassen werden. Problematisch erscheint auch der geforderte Nachweis, dass die Symptomatik nicht willentlich produziert ist und nicht Ergebnis einer Vortäuschung ist. Auch wenn diese Forderung nicht als Diagnosekriterium verankert ist, besteht die Forderung, diese Beschreibung in der Neukonzeption des DSM und der ICD fallen zu lassen, da keinerlei klinische Untersuchungen dies verifizieren könnten (Kanaan et al. 2010). Dasselbe gelte für den Nachweis einer psychologischen Erklärung in der Genese der Symptomatik, auch wenn in vielen Fällen dies ganz plausibel scheine.

Während für sonstige (F44.88) oder nicht näher bezeichnete dissoziative Störungen (F44.9) keine speziellen Diagnosekriterien in der ICD-

◘ **Tab. 2.2**  Störungsprofil: Dissoziative Störungen

| Definition und Klassifikation nach ICD-10 | Im ICD-10-Konzept werden unter dem Oberbegriff der dissoziativen Störungen die dissoziativen Bewusstseinsstörungen (Amnesie, Fugue, Stupor, Trance- und Besessenheitszustände, Ganser-Syndrom, multiple Persönlichkeitsstörung) und die Konversionsstörungen (Bewegungsstörungen, Krampfanfälle, Sensibilitäts- und Empfindungsstörungen) zusammengefasst. Aus inhaltlichen Gründen sollte das anderweitig klassifizierte Depersonalisations- und Derealisationssyndrom (F48.1) den dissoziativen Bewusstseinsstörungen zugeordnet werden. |
|---|---|
| Symptomatik | Dissoziative Amnesie (F44.0): Generalisierte, selektive/lokalisierte Erinnerungs-defizite<br>Dissoziative Fugue (F44.1): Zielgerichtete Reisen mit/ohne Identitätsverlusten<br>Multiple Persönlichkeitsstörung (F44.81): Alternierende Persönlichkeitszustände vs. Persönlichkeiten<br>Depersonalisations- und Derealisationssyndrom (F48.1): Entfremdungserlebnisse (Selbst-, Körper- u. Umwelterfahrungen)<br>Dissoziative Bewegungsstörungen (F44.5): Astasie, Abasie, Ataxie, Dystonie, Dys- und Aphonie, Lähmungen<br>Dissoziative Krampfanfälle (F44.5): Tonisch-klonisch, Ohnmachten, Anfälle gemischt mit Wutäußerungen, Hyperventilation, Stupor, »Arc de cercle«<br>Dissoziative Sensibilitäts-/Empfindungsstörungen (F44.6): Hypo-, Hyper- oder Parästhesien, Seh-, Hör- und Riechverluste |

◘ **Tab. 2.3**  Klassifikation der dissoziativen Störungen, einschließlich der Konversionsstörungen und somatoformen Störungen im Vergleich von ICD-10 und DSM-IV

| ICD-10 | | DSM-IV | |
|---|---|---|---|
| **F44 Dissoziative Störungen** | | **Dissoziative Störungen** | |
| F44.0 | Dissoziative Amnesie | 300.12 | Dissoziative Amnesie |
| F44.1 | Dissoziative Fugue | 300.13 | Dissoziative Fugue |
| F44.2 | Dissoziativer Stupor | 300.15 | |
| F44.3 | Dissoziative Trance- und Besessenheitszustände | 300.15 | |
| F44.4 | Dissoziative Bewegungsstörungen | 300.11 | Konversionsstörungen (werden den somatoformen Störungen zugeordnet) |
| F44.5 | Dissoziative Krampfanfälle | 300.11 | |
| F44.6 | Dissoziative Sensibilitäts- und Empfindungsstö-rungen | 300.11 | |
| F44.7 | Dissoziative Störungen, gemischt | 300.11 | |
| F44.8 | Sonstige dissoziative Störungen | | |
| F44.80 | Ganser-Syndrom | 300.15 | |

**◘ Tab. 2.3** Fortsetzung

| ICD-10 | | DSM-IV | |
|---|---|---|---|
| F44.81 | Multiple Persönlichkeit | 300.14 | Multiple Persönlichkeitsstörung (Dissoziative Identitätsstörung) |
| F44.82 | Vorübergehende dissoziative Störungen in der Kindheit und Jugend | | |
| F44.9 | Nicht näher bezeichnete dissoziative Störungen | 300.15 | Nicht näher bezeichnete dissoziative Störungen |
| **F45 Somatoforme Störungen** | | **Somatoforme Störungen** | |
| F45.0 | Somatisierungsstörung | 300.81 | Somatisierungsstörung |
| F45.1 | Undifferenzierte Somatisierungsstörung | 300.70 | Undifferenzierte somatoforme Störung |
| F45.2 | Hypochondrische Störung | 300.70 | Hypochondrische Störung |
| F45.3 | Somatoforme autonome Funktionsstörung | | |
| F45.4 | Anhaltende somatoforme Schmerzstörung | 300.80 | Somatoforme Schmerzstörung |
| **F48 Sonstige neurotische Störungen** | | | |
| F48.0 | Neurasthenie | | |
| F48.1 | Depersonalisations-/Derealisationsyndrom | 300.60 | Depersonalisationsstörung (wird den dissoziativen Störungen zugeordnet) |
| **F60 Persönlichkeitsstörungen** | | **Persönlichkeitsstörungen** | |
| F60.4 | Histrionische Persönlichkeitsstörung | 301.50 | Histrionische Persönlichkeitsstörung |

10 definiert wurden, fallen in der DSM-IV-Klassifikation die dissoziative Trancestörung, der dissoziative Stupor und das Ganser-Syndrom in die Gruppe der nicht näher bezeichneten dissoziativen Störungen (300.15). Weiter werden in dieser Kategorie Fälle einer dissoziativen Identitätsstörung, die nicht sämtliche Kriterien erfüllen, eingruppiert sowie ein Derealisationserleben, das nicht von Depersonalisationserfahrungen begleitet wird (Saß et al. 1996). Während die ICD-10 eine gemeinsame Diagnose für das Depersonalisations- und Derealisationserleben bildet und – getrennt von der Gruppe der dissoziativen Störungen – bei den anderweitigen neurotischen Störungen der Gruppe F4 aufführt, stellt im DSM-IV das Depersonalisationserleben das Hauptkriterium und eine eigenständige Diagnose in der Gruppe der dissoziativen Störungen dar. Das Derealisationserleben ohne Depersonalisationserfahrungen wird durch die Diagnose der »nicht näher bezeichneten« dissoziativen Störung (300.6) erfasst.

# Literatur

Brunner R (2005) Neurobiologie dissoziativer Störungen. Neuropsychologische und psychophysiologische Korrelate. Habilitationsschrift. Heidelberg, Universität Heidelberg

Brunner R, Resch F (2002) Dissoziative Störungen des Bewusstseins im Kindes- und Jugendalter. In: Eckhardt-Henn A, Hoffmann SO (Hrsg) Dissoziative Bewusstseinsstörungen. Schattauer, Stuttgart, S 249–262

Brunner R, Resch F (2008) Dissoziative Störungen. In: Remschmidt H, Mattejat F, Warnke A (2008) Therapie psychischer Störungen bei Kindern und Jugendlichen. Thieme, Stuttgart

Brunner R, Plener PL, Resch F (im Druck) Anpassungsstörungen, Posttraumatische Belastungsstörung und Selbstbeschädigungserkrankungen. In: Eggers C, Fegert JM, Resch F (Hrsg) Psychiatrie und Psychotherapie des Kindes- und Jugendalters, 2. Aufl. Springer, Berlin Heidelberg Tokyo New York, S 597–620

Brunner R, Resch F, Parzer P, Koch E (1999) Heidelberger Dissoziations-Inventar (HDI). Pearson Assessment, Frankfurt a. M.

Dilling H, Mombour, W, Schmidt, MH (Hrsg) (1991) Internationale Klassifikation psychischer Störungen (ICD-10). Huber, Bern

Egle UT, Ecker-Egle, M-L (1998) Psychogene Störungen in der Neurologie. Dissoziative und Konversionsstörungen. Psychotherapeut 43: 247–261

Fiedler P (1999) Dissoziative Störungen und Konversion. Beltz PVU, Weinheim

Hoffmann SO, Eckardt-Henn A (2001) Angst und Dissoziation – zum Stand der wechselseitigen Beziehung der beiden psychischen Bedingungen. Persönlichkeitsstörungen 5, Sonderband: 28–39

Kanaan RA, Carson A, Wessely SC, Nicholson TR, Aybek S, David AS (2010) What's so special about conversion disorder? A problem and a proposal for diagnostic classification. British Journal of Psychiatry 196: 427–428

Klosterkötter J (1988) Basissymptome und Endphänomene der Schizophrenie. Springer, Berlin Heidelberg Tokyo New York

Lehmkuhl G, Doepfner M, Plueck J, Berner W, Fegert J, Huss M, Lenz K, Schmeck K, Lehmkuhl U, Poustka F (1998) Häufigkeit psychischer Auffälligkeiten und somatischer Beschwerden bei vier- bis zehnjährigen Kindern in Deutschland im Urteil der Eltern – ein Vergleich normorientierter und kriterienorientierter Modelle. Zeitschrift für Kinder- und Jugendpsychiatrie und Psychotherapie 26: 83–96

Lieb R, Mastaler M, Wittchen H-U (1998) Gibt es somatoforme Störungen bei Jugendlichen und jungen Erwachsenen? Erste epidemiologische Befunde der Untersuchung einer bevölkerungsrepräsentativen Stichprobe. Verhaltenstherapie 8: 81–93

Maldonado JR, Butler LD, Spiegel D (1998) Treatments for dissociative disorders. In: Nathan PE, Gorman JM (eds) A guide to treatments that work. Oxford University Press, New York, pp 423–446

Putnam FW (1997) Dissociation in Children and Adolescents. A Developmental Perspective. Guilford, New York

Remschmidt H, Schmidt MH, Poustka F (2006) Multiaxiales Klassifikationsschema für psychische Störungen des Kindes- und Jugendalters nach ICD-10 der WHO, 5. Aufl. Huber, Bern

Saß H, Wittchen H-U, Zaudig M (Hrsg) (1996) Diagnostisches und Statistisches Manual Psychischer Störungen DSM-IV. Deutsche Bearbeitung des Diagnostic and Statistical Manual of Mental Disorders der American Psychiatric Association. Hogrefe, Göttingen

Spitzer C, Freyberger HJ (2008) Geschlechtsunterschiede bei dissoziativen Störungen. Bundesgesundheitsblatt - Gesundheitsforschung - Gesundheitsschutz 51: 46–52

Vanderlinden J, Van Dyck R, Vandereycken W, Vertommen H (1993) Dissociation and traumatic experiences in the general population in the Netherlands. Hospital and Community Psychiatry 44: 786–788

Waller NG, Ross CA (1997) The prevalence and biometric structur of pathological dissociation in the general population: taxometric and behavior genetic findings. Journal of Abnormal Psychology 106: 499–510

Wirtz G, Baas U, Hofer H, Nyffeler T, Seifritz E, Müri R, Gutbrod K (2008) Psychopathologie des Ganser Syndroms. Nervenarzt 79: 543–557

# Was erklärbar ist: Ätiologie und Entwicklungs-psychopathologie

Die dissoziativen Störungen und Konversionsstörungen gelten gemeinsam mit den akuten und posttraumatischen Belastungsstörungen als die zentralen Erkrankungen im Bereich der stressbezogenen psychiatrischen Störungen. Auch wenn beinahe regelhaft in der Vorgeschichte von Kindern und Jugendlichen mit diesen Erkrankungen eine große Bandbreite bezüglich Schwere und Art der Belastungen zu erheben sind, erscheint das Vorkommen von traumatischen Lebenserfahrungen jedoch nicht als hinreichende Erklärung für die Genese der dissoziativen Störungen und Konversionsstörungen.

Um die ätiopathogenetischen Mechanismen dissoziativer Störungen weiter aufzuklären, scheint es daher notwendig, im Sinne eines Diathese-Stress-Modells (Anlage-Umwelt-Modells) auch jenseits von Belastungsfaktoren andere potenzielle Einflussfaktoren einzubeziehen. Empirische Untersuchungen zur Frage, ob den dissoziativen Störungen und Konversionsstörungen charakteristische neurobiologische Abweichungen zugrunde liegen, stehen erst am Anfang. Erste neurobiologisch ausgerichtete Untersuchungen wurden bisher im Bereich der dissoziativen Bewusstseinsstörungen bei der Depersonalisationsstörung und im Bereich der Konversionsstörung überwiegend bei den Bewegungsstörungen untersucht. Auch wurden Untersuchungen durchgeführt, inwieweit ein nicht an eine diagnostische Kategorie gebundenes Ausmaß an dissoziativen Erlebens- und Verhaltensmustern mit neurobiologischen Faktoren im Zusammenhang stehen könnten.

Im Rahmen der Neodissoziationstheorie (Hilgard 1994; Kihlstrom et al. 1994) wurde ein Automatisierungsverlust unter Stressbedingungen mit der Folge einer Störung in der Parallelisierung mentaler Aktivitäten und motorischer Verhaltensakte postuliert. Dies wurde dann zum Ausgangspunkt experimenteller Untersuchungen. In einem weiteren kognitiv orientierten Ansatz geht Braun (1993) in seinem »BASK-Modell« davon aus, dass sich der »mainstream of consciousness« aus den folgenden Elementen zusammensetzt, die über die Zeit hinweg parallel ablaufen:

- Verhalten (Behaviour = B),
- Gefühle (Affect = A),
- Wahrnehmung (Sensation = S),
- Wissen (Knowledge = K).

Die dissoziative Symptomatik sei bedingt durch eine Abtrennung normalerweise integrierter psychischer Elemente aus dem Bewusstseinsstrom. Eine Abtrennung von Verhalten führt zu Automatismen, die des Wahrnehmungsbereiches und Affektes zur hypnotischen Anästhesie und die Dissoziation von Wissen zu Amnesien.

Einen zentralen Stellwert in der aktuellen Diskussion ätiopathogenetischer Modelle der Dissoziation nimmt die von Sierra und Berrios (1998) postulierte fronto-limbische Diskonnektivitätstheorie ein. Die Autoren nehmen an, dass ein Depersonalisationserleben Ausdruck eines gestörten Informationsaustauschprozesses zwischen dem somato-sensorischen Kortex und dem limbischen System ist, der im Rahmen eines Angstbewältigungsversuchs auftritt. Insbesondere kommen der Amygdala, dem anterioren Cingulum sowie dem medialen präfrontalen Kortex in der Integration von emotionalen Antworten entscheidende Rollen zu (Damasio 1994). Wird die Schwelle der Angstbewältigungsfähigkeit überschritten, so inhibiert der mediale präfrontale Kortex die Emotionsverarbeitung in der Amygdala (und in den auf sie bezogenen Strukturen), bedingt eine Dämpfung des sympathischen autonomen Arousals und reduziert das emotionale Empfinden (Sierra u. Berrios 1998). Das emotionale Betäubtsein (»numbing«) in Stresssituationen, ein vermindertes Schmerzempfinden sowie die Beeinträchtigung bzw. der Verlust an Lebendigkeitsgefühlen und der Realitätswahrnehmung wären das dissoziative Korrelat dieser Verarbeitungsstörung. Charakteristisch sei jedoch neben einer Inhibierung des emotionalen Antwortsystems eine gesteigerte Vigilanz beim Erleben extremer Angst (ebd.).

◻ Abb. 3.1 veranschaulicht das neurobiologische Modell der Depersonalisation nach Sierra und Berrios (1998, S. 904): Das Depersonalisationserleben resultiert danach aus der Kombination von zwei Mechanismen. Eine inhibitorische Komponente resultiert aus einem linksseitigen präfrontalen Mechanismus, der die Amygdala inhibiert und zu einer Dämpfung der emotionalen und sympathisch-autonomen Reaktion führt. Die exzitatorische Komponente besteht aus ungehemmten Amygdala-Schaltkreisen, die sowohl das cholinerge als auch das amino-aminerge Arousal-System kontrollieren. Diese führt zu einer Aktivierung des rechten präfrontalen Kortex sowie zu einer reziproken Inhibierung des vorderen Cingulums und generiert einen erhöhten Vigilanz-/Aufmerksamkeitsstatus. Die simultane Aktivierung beider gegenteiliger Mechanismen erklärt einen Großteil der dissoziativen Symptome im Depersonalisationssyndrom.

Zentrale Forschungsergebnisse zur physiologischen Stressreagibilität, zu Gedächtnisfunktionen, zum Neurotransmitterstoffwechsel und zu endokrinen Funktionen sowie der Neuroanatomie sollen im Folgenden berichtet werden. Darüber hinaus soll die Bedeutung psychosozialer Faktoren im Kontext eines entwicklungspsychopathologischen Entstehungsmodells bewertet werden.

## 3.1 Biologische Perspektive

### 3.1.1 Genetische Faktoren

Im Rahmen der neurobiologischen Modelle zur Genese dissoziativer Störungen wurde auch eine genetische Diathese postuliert (Kluft 1985). Eine Aufklärung genetischer Einflüsse auf die dissoziative Symptomatologie könnte auch dazu beitragen, das Verständnis in der Variabilität der Reaktion von Kindern und Jugendliche auf belastende und traumatische Ereignisse zu verbessern.

Genetische Untersuchungen liegen derzeit nur im Hinblick auf erhöhte dissoziative Erlebens- und Verhaltensmuster bei Kindern und Erwachsenen aus der Allgemeinbevölkerung vor (Becker-Blease et al. 2004; Jang et al. 1998; Waller u. Ross 1997). So fanden Waller und Ross (1997) in ihrer Untersuchung an adoleszentären eineiigen und zweieiigen Zwillingspaaren aus der Allgemeinbevölkerung keinen Hinweis auf einen genetischen Einfluss im Hinblick auf das Ausmaß sowohl pathologischer als auch nicht-pathologischer dissoziativer Phänomene (gemessen mit der Adolescence Dissociative Experiences Scale).

Im Kontrast zu diesen Befunden fanden Jang et al. (1998) in einer Zwillingsstudie bei Erwachsenen aus der Allgemeinbevölkerung, dass sowohl ein pathologisches als auch ein nichtpathologisches dissoziatives Erleben durch eine genetische Prädisposition beeinflusst wird, jedoch modifiziert durch Umweltfaktoren. Weitere Untersuchungen (Becker-Blease et al. 2004) blieben uneinheitlich, gänzlich fehlen genetische Untersuchungen bei dissoziativen Störungen vom kategorialen Rang, sodass die Postulierung einer genetischen Diathese bisher nicht empirisch gesichert erscheint.

### 3.1.2 Neuroanatomische strukturelle und funktionelle Befunde

Bisher liegt nur eine einzige Studie vor, die strukturelle Störungen der Hirnmorphologie bei Patienten mit einer dissoziativen Identitätsstörung untersucht haben – mit dem Befund eines reduzierten Volumens der Amygdala (Mandelkern) und des Hippocampus (Vermetten et al. 2006). Im Hinblick auf funktionelle Störungen der Hirnaktivität waren erwachsene Patienten mit einer chronischen Depersonalisationsstörung mithilfe eines bildgebenden Verfahrens (PET) untersucht worden. Dabei zeigte sich eine verringerte metabolische Aktivität der sensorischen

**3**

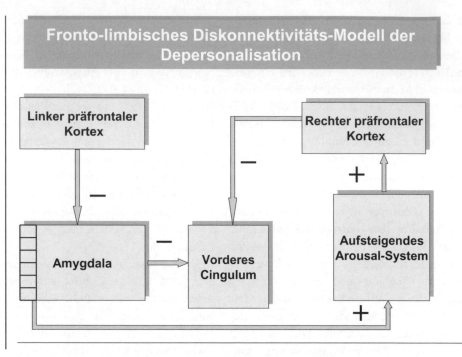

**Fronto-limbisches Diskonnektivitäts-Modell der Depersonalisation**

Linker präfrontaler Kortex

Rechter präfrontaler Kortex

Amygdala

Vorderes Cingulum

Aufsteigendes Arousal-System

◧ **Abb. 3.1**  Neurobiologisches Modell der Depersonalisation. (Mod. nach Sierra u. Berrios 1998)

Areale des Kortex (visuell, akustisch und somato-sensorisch) sowie in Arealen, die für die Wahrnehmung eines integrierten Körperschemas verantwortlich sind. Diese Ergebnisse wurden dahingehend interpretiert, dass diese Aktivitätsänderungen die subjektiven Entfremdungserfahrungen der Patienten widerspiegeln könnten (Simeon et al. 2000).

Hirnphysiologische Untersuchungsansätze im Bereich der Konversionsstörungen sind in den vergangenen Jahren vermehrt durchgeführt worden. Eine Auswertung der bisher vorliegenden bildgebenden Untersuchungen kommt jedoch zu dem Schluss, dass zwar Fortschritte im Verständnis neuraler Prozesse für die Genese von Konversionsstörungen erzielt wurden, jedoch keine ausreichende Basis für eine eventuelle Reorganisation dieser Krankheitsbilder in den Klassifikationsschemata bilden (Browning et al. 2011). Bisher können strukturelle bildgebende Untersuchungen nur dem Ausschluss grober Neuropathologien im Sinne eines »negativen

diagnostischen Markers« (ebd.) dienen und nicht der Verifizierung dieser Störungen. Voraussetzungen für einen weiteren Erkenntnisfortschritt sind Untersuchungen neuronaler Mechanismen, die der normalen bewussten Erfahrung von Empfindung, Wahrnehmung, Handlungsplanung, Bewegungsausführung und Willensbildung zugrunde liegen. Diese sind jedoch bisher nur ansatzweise bekannt, sodass die bisherigen Befunde auch bei den Konversionsstörungen in ihrer Wertigkeit nur eingeschränkt zu beurteilen sind. Ziel der bisherigen bildgebenden Untersuchungen war es daher, neuronale Korrelate funktioneller Mechanismen bei dissoziativen Bewegungsstörungen – nach Ausschluss grob neurologischer Auffälligkeiten – zu untersuchen. Die bisherigen Studien fanden auffällige Aktivierungsmuster innerhalb des präfrontalen Kortex (v.a. ventromedial und dorsolateral) während der Aufforderung an Patienten mit dissoziativen Bewegungsstörungen, ihre »gelähmte« Gliedmaße zu bewegen (Lang u. Voon 2011). Da diesen

Regionen eine besondere Wertigkeit in der Handlungsplanung zugeschrieben werden, wurde der Befund als eine neurale Basis für die (evtl. durch Stress ausgelöste) motorische Inhibierung interpretiert. Die ersten bildgebenden Untersuchungen konnten funktionale neuroanatomische Korrelate bei Patienten mit einer dissoziativen Bewegungsstörung ihrer oberen Extremitäten erheben (Spence et al. 2000; Vuilleumier et al. 2001). So konnten Spence et al. (2000) in einer bildgebenden Untersuchung (PET, Positionen-Emissions-Tomographie) bei Patienten mit einer dissoziativen Bewegungseinschränkung eines Armes (im Vergleich mit Versuchspersonen, die eine Bewegungseinschränkung simulierten) eine Minderaktivierung im linksseitigen dorsolateralen präfrontalen Kortex finden. Dies ist eine Region, die mit der Handlungsbereitschaft auch für motorische Leistungen in Verbindung gebracht wird. In einer weiteren hirnphysiologischen Untersuchung – mithilfe der funktionellen Magnetresonanztomographie (fMRT) – wurde eine verminderte Aktivität in den Basalganglien, Thalamusschaltkreisen bei Patienten mit einer dissoziativen Bewegungsstörung der oberen Extremitäten festgestellt. Diese Minderaktivierung war jedoch rückläufig bei einer Remission der Lähmung. Dieser Befund wurde dahingehend interpretiert, dass die dissoziativen Lähmungen dadurch verursacht sein könnten, dass Stresseinflüsse (vermittelt durch das limbische System) zu verschlechterten motorischen Handlungsbereitschaften führen und in deren Folge ein der normalen Willensbildung entzogenes motorisches Verhalten resultieren könnte (Vuilleumier et al. 2001).

An dieses hypothetische Erklärungsmodell knüpft eine funktionelle Bildgebungsstudie von Voon et al. (2010a) an, die bei Patienten mit einer dissoziativen Bewegungsstörung unter experimentell induziertem Arousal eine größere funktionelle Konnektivität zwischen limbischen Hirnregionen (Amygdala) und Regionen der motorischen Handlungsbereitschaften fanden.

Der Befund wurde als ein potenzieller neuraler Mechanismus interpretiert, der die Exazerbation von dissoziativen Bewegungsstörungen unter Stressbedingungen möglicherweise erklären könne. Dieselbe Arbeitsgruppe untersuchte am Beispiel der dissoziativen Bewegungsstörung (Tremor) neuronale Korrelate der Willensbildung und fand Hinweise auf Abnormalitäten in der Integration der internalen sensorischen Vorhersage mit dem aktuellen sensorischen Status, was sich in dem Gefühl des Patienten, seine Bewegung nicht kontrollieren zu können, ausdrücken könnte (Voon et al. 2010b).

Eine Untersuchung zu dissoziativen Empfindungs- und Sensibilitätsstörungen konnte die Intaktheit der sensorischen Systeme nachweisen, bei einem veränderten zentralen Verarbeitungsmuster (Höchstetter et al. 2002). Dieser Befund deutet darauf hin, dass höhere kortikale Regionen bei der Symptomgenerierung beteiligt sind und somit Aufmerksamkeitsprozesse und motivationale Prozesse möglicherweise den sensomotorischen Prozess beeinflussen (Höchstetter et al. 2002; Krem 2004; Ghaffar et al. 2006). Auch eine Untersuchung bei dissoziativen Sehstörungen fand Hinweise auf die Involvierung von Aufmerksamkeitsprozessen als mögliche neurale Basis für diese dissoziative Störung (Schoenfeld et al. 2011). Im Bereich der dissoziativen Amnesie konnte mithilfe einer funktionellen bildgebenden Untersuchung ein verringerter Metabolismus in derjenigen Hirnregion (inferolateraler präfrontaler Kortex, rechtsseitig) festgestellt werden, der mit dem Abruf autobiographischer Erinnerungen in Verbindung gebracht wird (Brand et al. 2009).

### 3.1.3 Neuroendokrinologie und Neurochemie

Vor dem Hintergrund des funktionalen Geschehens dissoziativer Störungen scheint es notwendig, die Modulation von Gedächtnisleistungen, bedingt durch eine Aktivierung verschiedenster

Stressantwortsysteme (Hypothalamus-Hypophysen-Nebennierenrinden-Achse [HHNA], biogene Amine), während des Stresserlebens zu berücksichtigen (Kapfhammer 2000).

> ⓘ Als mögliche biologische Grundlage von dissoziativen Amnesien wurde auch die stressbedingte Ausschüttung von Stresshormonen (Kortisol) diskutiert. Untersuchungen zu Gedächtnisdefiziten unter akuter oder anhaltender Kortisolgabe bei Patienten mit neurologischen Erkrankungen (Brunner et al. 2005) führten zur Verstärkung dieser Hypothese.

Auch zeigten Patienten mit einer Depersonalisationsstörung im Vergleich zu solchen mit einer posttraumatischen Belastungsstörung ein anderes Muster der HHNA-Regulation (Simeon et al. 2001a). Es fand sich eine deutliche Verminderung des basalen Norepinephrins in einer Gruppe von Patienten mit einer Depersonalisationsstörung mit einer besonders ausgeprägten Schwere an dissoziativem Erleben, was in Übereinstimmung der Hypothesen zur autonomen Hyporesponsivität steht (Simeon et al. 2003). Dissoziative Symptome der Wahrnehmung wurden mit funktionellen Störungen im Neurotransmitterhaushalt in Verbindung gebracht (Kapfhammer 2001).

---

**Dissoziative Symptome
der Wahrnehmung**

— Verändertes Zeiterleben
— Veränderte visuelle Wahrnehmung
  (Gestalt, Farbe, Größe)
— Veränderte Kontextwahrnehmung
  (Nähe, zeitliche Relation)
— Veränderte Interozeption (Körpergestalt,
  Haltung)
— Veränderte Schmerzwahrnehmung
  (Analgesie)

---

Auch werden die mit Erschöpfungssyndromen und Schlafentzug einhergehenden dissoziativen Erlebnisweisen mit einer Störung der sensorischen Integrationsleistung des Thalamus in einen Zusammenhang gestellt (Kapfhammer 2001).

### 3.1.4 Psychophysiologische Befunde

Sowohl bei jugendlichen (Brunner et al. 2008) als auch bei erwachsenen Patienten (Sierra et al. 2002) mit ausgeprägt dissoziativem Erleben konnte eine erhöhte physiologische Stressreagibilität gefunden werden. Ein erhöhtes autonomes Arousal (Anstieg der Herzfrequenz, Abnahme des Hautleitwiderstandes) wurde jedoch nur in der Konfrontation mit neutralen aversiven Reizen gesehen. Dieser Befund eines erhöhten Arousals wurde im Sinne einer erhöhten Stresssensitivität interpretiert, die im Zusammenhang mit der Exazerbationsneigung dissoziativer Symptome unter Stresseinwirkung stehen könnte (Brunner et al. 2008).

Jedoch zeigte sich bei der Konfrontation mit emotionalen aversiven Reizen ein gegenteiliger Effekt. Dieser Effekt wurde von Sierra und Berrios (1998) mithilfe der so genannten Diskonnektivitätstheorie erklärt. So wird postuliert, dass ein Depersonalisationserleben Ausdruck eines gestörten Informationsaustauschprozesses zwischen dem somato-sensorischen und dem limbischen System ist, der im Rahmen eines Angstbewältigungsversuchs auftritt. Wenn die Schwelle zur Angstbewältigungsfähigkeit überschritten wird, hemmt der mediale präfrontale Kortex die Emotionsverarbeitung der Amygdala, was zu einer Dämpfung des sympathischen autonomen Arousals führt. Dies reduziert das emotionale Empfinden, verbunden mit Gefühlen des Betäubtseins, einem verminderten Schmerzempfinden sowie einer Beeinträchtigung bzw. des Verlusts von Lebendigkeitsgefühlen und der Realitätswahrnehmung, während die dissoziative Symptomatik das psychopathologische Korrelat dieser Verarbeitungsstörung darstellt (Brunner u. Resch 2006; Sierra u. Berrios 1998).

Diesem Reaktionsmechanismus wurde ein evolutionärer Gewinn unterstellt. Die Depersonalisation erscheint so als ein adaptiver Mechanismus mit gegenteiligen Reaktionstendenzen. Die eine Tendenz dient der Intensivierung der Vigilanz und Wachheit; die andere der Eindämmung desorganisierender Emotionen in der Konfrontation mit Stressoren (Sierra u. Berrios 1998). Weitere psychophysiologische Studien (Schmahl et al. 2004, 2006) ergaben Hinweise darauf, dass bei zunehmendem dissoziativen Erleben die Schmerzschwelle steigt und dieser Mechanismus auch die Wiederholung selbstverletzender Verhaltensweisen bei Jugendlichen mit einer dissoziativen Symptomatologie (häufig im Kontext einer Borderline-Persönlichkeitsstörung) begünstigen könnte.

### 3.1.5 Neuropsychologie

Einen besonderen Stellenwert in den ätiopathogenetischen Modellen der dissoziativen Störungen nehmen Forschungsergebnisse im Zusammenhang von Stress und Gedächtnis ein (Fiedler 1999). Ob globale oder spezifische Gedächtnisfunktionen bei den dissoziativen Störungen vorübergehend oder dauerhaft gestört sind, ist bisher nicht ausreichend gesichert (Brunner u. Resch 2006). In früheren Konzeptualisierungen wurde postuliert, dass es zu einem Automatisierungsverlust unter Stressbedingungen kommt – mit der Folge einer Störung in der Parallelisierung mentaler Aktivitäten und motorischer Verhaltensakte (Kihlstrom 1994). Studien zur generellen Gedächtnisfunktion bei Patienten mit einer Depersonalisationsstörung wiesen auf schlechtere Leistungen im Bereich von Aufmerksamkeits- und Kurzzeitgedächtnisfunktionen hin; wobei Studien im Jugendlichenalter (Brunner 2005) Störungen dieser Funktio-

nen nicht bestätigen konnten. Jedoch zeigte sich an einer Stichprobe jugendpsychiatrischer Patienten mit stark ausgeprägtem dissoziativen Erleben, dass das Ausmaß dissoziativer Symptome mit einer Verschlechterung von Langzeitgedächtnisfunktionen verbunden war (Prohl et al. 2001).

### 3.2 Psychosoziale Perspektive

Während ätiopathogenetische Modelle vor allem auf den Einfluss traumatischer Lebensereignisse für die Entwicklung dissoziativer Störungen fokussierten, sind entwicklungspsychologische Faktoren im Zusammenhang von Alter, Geschlecht und kognitiver Entwicklung unzureichend untersucht, ebenso mögliche kulturelle Einflüsse und der familiäre Kontext (vgl. Putnam 1997).

### 3.2.1 Entwicklungspsychologische Besonderheiten

Es ist schwierig, dissoziative Symptome und Verhaltensmuster bei Kindern und Jugendlichen in der ganzen Bandbreite zwischen einer physiologischen und pathologischen Symptomatik entsprechend dem vorherrschenden Kontinuummodell einzuordnen. Entwicklungsbedingte Phänomene wie imaginäre Spielgefährten und exzessive Phantasietätigkeiten werden als physiologische, nichtpathologische dissoziative Phänomene betrachtet (Putnam 1996). Diese Phänomene würden jedoch bei Erwachsenen als ein Hinweis auf einen Realitätsverlust und als psychiatrisch relevante Symptomatik gelten.

> **Grundsätzlich besteht die Gefahr, dass dissoziative Phänomene als Entwicklungsphänomene pathologisiert werden könnten, die jedoch als normale entwicklungsbezogene Aspekte der Identitätsentwicklung auftreten können (Putnam 1997).**

**3**

Imaginäre Spielgefährten und exzessive Tagträume können jedoch auch bereits im Kindesalter eine pathologische Bedeutsamkeit erlangen, wenn sie mit psychosozialen Funktionseinschränkungen und einer gestörten Realitätsprüfung einhergehen. Imaginäre Begleiter treten bei Kindern sehr häufig auf, insbesondere in der Altersperiode von 5–6 Lebensjahren. Empirische Untersuchungen weisen darauf hin, dass 30–60 % aller Kinder dies berichten, wobei der Anteil der Mädchen die der Jungen deutlich übersteigt (Sanders 1992).

Tranceartige Zustände, exzessives Aufgesogen-Sein in einem Spiel oder bei anderweitigen Beschäftigungen, Vor-sich-Hinstarren und zum Teil lebhafte systematisierte exzessive Tagträume und Phantasietätigkeiten fallen ebenso in das physiologische Spektrum kindlicher und jugendlicher Verhaltensweisen. Auch gelten geringgradige vorübergehende Depersonalisationserfahrungen als physiologische Phänomene des Jugendalters. Das Auftreten von Depersonalisationserfahrungen im Jugendlichenalter wird im Zusammenhang der forcierten Selbstentwicklung und Identitätsentwicklung in der Adoleszenz gesehen (Putnam 1997).

Die vermehrte Selbstbeobachtung mit dem Versuch der Erklärung und Integration von wesentlichen Selbstaspekten im Zusammenhang mit der Bewältigung von Entwicklungsaufgaben kann auch zu einer Vulnerabilität führen, was auch zu einer dissoziativ anmutenden Identitätskonfusion führen kann (Resch 1999). Auch wird das Auftreten von Entfremdungserlebnissen in einem Zusammenhang von kognitiven Entwicklungsvoraussetzungen und der Fähigkeit zur Perspektivenübernahme gesehen (Habermas 1989). Das Auftreten von Konversionsstörungen vor dem 8./9. Lebensjahr wird kaum beobachtet, sodass auch hier die Altersgrenze im Zusammenhang von kognitiven Entwicklungsvoraussetzungen gesehen werden muss. Während ein physiologisch normatives Dissoziationserleben nicht mit einer Psychopathologie assoziiert scheint, stehen pathologische Ausmaße dissoziativer Erlebens- und Verhaltensmuster in einer engen Beziehung zu bestimmten Symptomen (Putnam 1997).

---

**Assoziierte Symptome der dissoziativen Erlebnis- und Verhaltensmuster (nach Putnam 1997)**

- Erhöhte allgemeine Psychopathologie
- Veränderte neurophysiologische Reaktionen auf Stress
- Störungen in der Entwicklung und Konsolidierung eines einheitlichen Ich-Gefühls
- Störungen des Gedächtnisses und der Kognition
- Störungen der Impulskontrolle
- Probleme bei der Regulierung von Affekten und Emotionen

---

## 3.2.2 Persönlichkeitseigenschaften

Ob bestimmte Persönlichkeitseigenschaften für die Entwicklung einer dissoziativen Symptomatologie prädisponieren, ist in den vergangenen Jahren anhand von Querschnittuntersuchungen in klinischen und nichtklinischen Stichproben ermittelt worden (Grabe et al. 1999; Levin et al. 2004; Muris et al. 2003). Dabei konnte eine gesteigerte Phantasietätigkeit mit einem erhöhten dissoziativen Erleben sowohl bei Jugendlichen als auch bei jungen Erwachsenen in der Allgemeinbevölkerung in Zusammenhang gebracht werden (Muris et al. 2003). Jedoch ist nach Levin et al. (2004) zu berücksichtigen, dass eine erhöhte Phantasieanfälligkeit grundsätzlich nicht pathologisch ist, jedoch zusammen mit anderen exogenen Faktoren – wie der Belastung durch traumatische Lebensumstände – die Entwicklung einer manifesten dissoziativen Störung begünstigen könnte. Diese Zusammenhangshypothese wird auch durch die theoretische Annahme Putnams (Putnam 1997) gestützt, dass imaginatives Denken als Flucht vor frühen aversiven Lebensumständen in einen stabilen Persönlichkeitszug münden kann, der durch ein erhöhtes Ausmaß an Phantasietätigkeit, Absorptionsneigung und imaginativem Denken gekennzeichnet ist. Ein Zusammenhang zwischen erhöhter Hypnosefähigkeit und dissoziativen Tendenzen wurde bei verschiedenen Stichproben der Allgemeinbevölkerung (Frischholz et al. 1992) berichtet; jedoch weisen Patienten mit einem klinisch bedeutsamen Ausmaß an dissoziativen Symptomen keine erhöhte Hypnosefähigkeit auf (Putnam 1997).

### 3.2.3 Kind/Jugendlicher in seiner Familie

Die ätiologische Bedeutung traumatischer Lebenserfahrungen erscheint in der Genese dissoziativer Störungen unstrittig (Putnam 1995), jedoch wurde die Bedeutung umschriebener oder chronischer sexueller Traumatisierungen überschätzt (Merckelbach u. Muris 2001). Dennoch stellen das Vorkommen sexueller Traumatisierungen sowie das emotionaler Vernachlässigung durch die elterlichen Bezugspersonen und vor allem deren Kombination mehreren Studien zufolge (u.a. Brunner et al. 2001; Chu u. Dill 1990; Roelofs et al. 2002) bedeutsame Prädiktoren für die Ausbildung einer dissoziativen Symptomatik oder Syndromatik bei jugendlichen und erwachsenen Patienten dar.

Insbesondere sind schwerwiegende kumulative biographische Belastungen bei Patienten mit dissoziativen Identifikationsstörungen (Putnam 1997) und chronische Depersonalisationsstörungen (Simeon et al. 2001b) häufig zu finden. Aber auch geringfügigere Belastungen spielen bei der Entwicklung dissoziativer Reaktionen eine Rolle, und zwar im Sinne von Konversionsreaktionen, die häufig spontan oder auch durch eine geringfügige professionelle Intervention wieder schnell remittieren, z. B. entwicklungsspezifische Schwellensituationen (Trennungserfahrungen, Schulwechsel, erhöhte Leistungsanforderungen etc.).

Chronisch überfordernde Umgebungseinflüsse, aber auch schwergradige körperliche oder sexuelle Traumatisierungen im inner- oder außerfamiliären Kontext sind überzufällig häufig bei Jugendlichen mit anhaltenden dissoziativen Bewusstseinsstörungen zu finden, wobei die dissoziative Störung häufig nur ein Symptom innerhalb einer erweiterten stressbezogenen Psychopathologie darstellt (z. B. im Verbund mit einer posttraumatischen Belastungsstörung). Mit Ausnahme der familiären Gewalterfahrungen sind weitere familiäre Aspekte für die Genese dissoziativer Störungen nur unzureichend untersucht (◘ Abb. 3.2).

> Sowohl Konversionsstörungen als auch dissoziative Bewusstseinsstörungen treten gehäuft in Familien auf, bei denen sehr häufig Abhängigkeitserkrankungen (Alkohol, Drogen etc.) und antisoziale Persönlichkeitsstörungen bei den elterlichen Bezugspersonen anzutreffen waren.

## 3.3 Modellvorstellungen

Eine Vielzahl psychosozialer und biologischer Faktoren sowie ihr Zusammenspiel gehören zu einem multifaktoriellen Ätiologiemodell dissoziativer Störungen. Auch die Identifikation biologischer Vulnerabilitätsfaktoren für die Genese dissoziativer Störungen könnte zur Entwicklung psychotherapeutischer und pharmakologischer Therapien beitragen. Spezifische psychotherapeutische Konzepte könnten einen verbesserten Umgang mit Stressoren ermöglichen und über eine verbesserte emotionale Regulationsfähigkeit einer Dissoziationsneigung entgegenwirken.

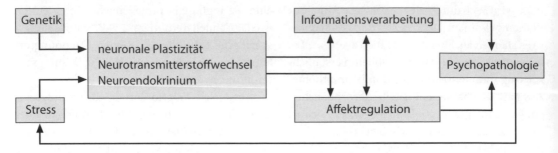

❏ **Abb. 3.2** Pathogenetisches Modell stressbezogener Psychopathologie. (Aus Resch u. Brunner 2004; mit freundl. Genehmigung des Schattauer-Verlags)

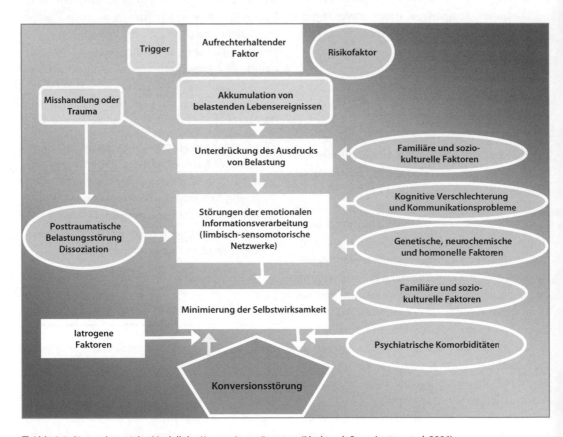

❏ **Abb. 3.3** Biopsychosoziales Modell der Konversionsstörungen. (Mod. nach Stonnington et al. 2006)

Da eine dissoziative Symptomatik einen ausgeprägten Vorhersagefaktor für den Übergang von einer akuten Stressreaktion in eine posttraumatische Belastungsstörung darstellt sowie auch häufig zum Ausgangsort selbstschädigender Handlungen (selbstverletzendes Verhalten, Substanzmissbrauch) wird, beschränkt sich die klinische Relevanz neurobiologischer Untersuchungsansätze nicht allein auf die dissoziativen Störungen im nosologischen Sinne, sondern kann auch auf alle nachweisbaren dissoziativen Phänomene bei den unterschiedlichsten, vor allem belastungsreaktiven psychischen Störungen ausgedehnt werden (Brunner 2005). Die neurobiologischen Befunde führen zu einem erweiterten entwicklungspsychopathologischen Verständnismodell, wie dissoziative Reaktionen und entwicklungsmäßige Beeinträchtigungen bei traumatisierten Kindern, Jugendlichen und Erwachsenen besser verstanden werden können.

Um die psychologischen und biologischen Konsequenzen von Stresserfahrungen entsprechend verstehen und bewerten zu können, sind Untersuchungen über den gesamten Entwicklungsverlauf zu betrachten (Cicchetti u. Walker 2001). Denn es bestehen multiple konvergierende Wege zur Psychopathologie, die jedoch nicht nur auf psychologischen oder körperlichen Stressoren und veränderten neuronalen Schaltkreisen beruhen, sondern ebenso beeinflusst werden durch genetische Faktoren sowie durch frühe und später einwirkende Erfahrungen im Lauf der Entwicklung (McEwen u. Magarinos 1997). Wesentliche krankheitsauslösende und krankheitsunterhaltende Faktoren bei der Gruppe der Konversionsstörungen vereint das Modell von Stonnington et al. (2006) (◘ Abb. 3.3).

## Literatur

Becker-Blease KA, Deater-Deckard K, Eley T, Freyd JJ, Stevenson J, Plomin R (2004) A genetic analysis of individual differences in dissociative behaviors in childhood and adolescence. Journal of Child and Adolescent Psychiatric and Mental Health Nursing 45: 522–523

Böhme R, Fleischhaker C, Mayer-Bruns F, Schulz E (1999) Dialektisch-Behaviorale Therapie für Jugendliche (DBT-A). Abteilung für Psychiatrie und Psychotherapie im Kindes- und Jugendalters der Universität Freiburg, Freiburg

Brand M, Eggers C, Reinhold N, Fujiwara E, Kessler J, Heiss WD, Markowitsch HJ (2009) Functional brain imaging in 14 patients with dissociative amnesia reveals right inferolateral prefrontal hypometabolism. Psychiatry Research 174: 32–39

Braun BG (1993) Multiple personality disorder and posttraumatic stress disorder: similarities and differences. In: Wilson JP u. Raphael B (eds) International Hnadbook of Traumatic Stress syndromes. Plenum Press, New York S 35–47

Browning M, Fletcher P, Sharpe M (2011) Can neuroimaging help us to understand and classify somatoform disorders? A systematic and critical review. Psychosomatic Medicine 73: 173–184

Brunner R (2005) Neurobiologie dissoziativer Störungen. Neuropsychologische und psychophysiologische Korrelate. Habilitationsschrift. Universität Heidelberg, Heidelberg

Brunner R, Resch F (2005) Neurobiologische Mechanismen dissoziativer Störungen. In: Resch F, Schulte-Markwort M (Hrsg) Kursbuch für integrative Kinder- und Jugendpsychotherapie. Schwerpunkt: Dissoziation und Trauma. Beltz PVU, Weinheim, S 21–39

Brunner R, Resch F (2006) Dissoziative Störungen und Konversionsstörungen. In: Resch F, Schulte-Markwort M (Hrsg) Dissoziative Störungen und Konversionsstörungen. Beltz PVU, Weinheim, S 23–54

Brunner R, Muller C, Parzer P, Resch F (2008) Psychophysiological indicators of stress reactivity in adolescent psychiatric patients with dissociative symptomatology. Psychopathology 41(5): 330–335

Brunner R, Parzer P, Resch F (2001) Dissoziative Symptome und traumatische Lebensereignisse bei Jugendlichen mit einer Borderline-Störung. Persönlichkeitsstörungen: Theorie und Therapie 5: 4–12

Chastan N, Parain D (2010) Psychogenic paralysis and recovery after motor cortex transcranial magnetic stimulation. Movement Disorders 25: 1501–1504

Chu JA, Dill DL (1990) Dissociative symptoms in relation to childhood physical and sexual abuse. American Journal of Psychiatry 147: 887–892

Cicchetti D, Walker E (2001) Stress and development: Biological and psychological consequences. Development and Psychopathology 13: 413–418

Damasio AR (1994) Descartes' error. Emotion, Reason and the Human Brain. Avon Books, New York

Fiedler P (1999) Dissoziative Störungen und Konversion. Beltz PVU, Weinheim

**3**

Frischholz EJ, Lipman LS, Braun BG, Sachs RG (1992) Psycho-pathology, hypnotizability, and dissociation. American Journal of Psychiatry 149: 1521–1525

Ghaffar O, Staines R, Feinstein A (2006) Functional MRI changes in patients with sensory conversion disorder. Neurology 67: 2036–2038

Grabe H-J, Spitzer C, Freyberger HJ (1999) Relationship of dissociation to temperament and character in men and women. American Journal of Psychiatry 156: 1811–1183

Habermas T (1989) Entfremdungserleben und Fähigkeit zur Perspektivenübernahme. Zeitschrift für Kinder- und Jugendpsychiatrie, 17: 31–36

Hilgrad ER (1994) Neodissociation Theory. In: Lynn SL u. Rhue JW (eds.) Dissociation: Clinical and theoretical perspectives. Guilford, New York, S 32–51

Höchstetter K, Meinck HM, Henningsen P, Scherg M, Rupp A (2002) Psychogenic sensory loss: magnetic source imaging reveals normal tactile evoked activity of the human primary and secondary somatosensory cortex. Neuroscience Letters 323: 137–140

Jang KL, Paris J, Zweig-Frank H, Livesley WJ (1998) Twin study of dissociative experience. Journal of Nervous and Mental Disease 186: 345–351

Kapfhammer H-P (2000) Dissoziative Störungen. In: Möller H-J, Laux G, Kapfhammer H-P (Hrsg) Psychiatrie und Psychotherapie. Springer, Berlin Heidelberg New York Tokyo, S 1273–1302

Kapfhammer H-P (2001) Trauma und Dissoziation – eine neurobiologische Perspektive. Persönlichkeitsstörungen: Theorie und Therapie 5: 4–27

Kihlstrom JF, Glisky ML, Angiulo MJ (1994) Dissociative tendencies and dissociative disorders. Journal of Abnormal Psychology 103: 117–124

Krem, MM (2004). Motor conversion disorders reviewed from a neuropsychiatric perspective. Journal of Clinical Psychiatry, 65, 783–790

Lang AE, Voon V (2011) Psychogenic movement disorder: past developments, current status, and future directions. Movement Disorders 26: 1175–1186

Levin R, Sirof B, Simeon D, Guralnik O (2004) Role of fantasy proneness, imaginative involvement, and psychological absorption in depersonalization disorder. Journal of Nervous and Mental Disease 192: 69–71

McEwen BS, Magarinos AM (1997) Stress effects on morphology and function of the hippocampus. In: Yehuda R, McFarlane AC (eds) Psychobiology of posttraumatic stress disorder. The New York Academy of Science, New York, pp 271–284

Merckelbach H, Muris P (2001) The causal link between self-reported trauma and dissociation: A critical review. Behavior Research and Therapy 39: 245–254

Muris P, Merckelbach H, Peeters E (2003) The links between the Adolescent Dissociative Experiences Scale (A-DES), Fantasy Proneness, and Anxiety Symptoms. Journal of Nervous and Mental Disease 191: 18–24

Nowak DA, Fink GR (2009) Psychogenic movement disorders: atiology, phenomenology, neuroanatomical correlates and therapeutic approaches. Neuroimage 47(3): 1015–1025

Prohl J, Resch F, Parzer P, Brunner R (2001) Relationship between dissociative symptomatology and declarative and procedurale memory in adolescent psychiatric patients. Journal of Nervous and Mental Disease 189: 602–607

Putnam FW (1997) Dissociation in Children and Adolescents. A Developmental Perspective. Guilford, New York

Resch F (1999) Entwicklungspsychopathologie des Kindes- und Jugendalters, 2. Aufl. Beltz PVU, Weinheim

Resch F, Brunner R (2004) Dissoziative Mechanismen und Persönlichkeitsentwicklung. In: Eckhardt-Henn A, Hoffmann SO (Hrsg) Dissoziative Bewusstseinsstörungen. Schattauer, Stuttgart, S 74–93

Roelofs K, Keijsers GP, Hoogduin KA, Naring GW, Moene FC (2002) Childhood abuse in patients with conversion disorder. American Journal of Psychiatry 159: 1908–1913

Rowe JB (2010) Conversion disorder: understanding the pathogenic links between emotion and motor systems in the brain. Brain 133: 1295–1299

Schmahl C, Bohus M, Esposito F, Treede RD, Di Salle F, Greffrath W, Ludaescher P, Jochims A, Lieb K, Scheffler K, Hennig J, Seifritz E (2006) Neural correlates of antinociception in borderline personality disorder. Archives of General Psychiatry 63(6): 659–667

Schmahl CG, Elzinga BM, Ebner UW, Simms T, Sanislow C, Vermetten E, McGlashan TH, Bremner JD (2004) Psychophysiological reactivity to traumatic and abandonment scripts in borderline personality and posttraumatic stress disorders: a preliminary report. Psychiatry Research 126(1): 33–42

Schoenfeld MA, Hassa T, Hopf JM, Eulitz C, Schmidt R (2011) Neural correlates of hysterical blindness. Cerebral Cortex March 2 [Epub ahead of print]

Sierra M, Senior C, Dalton J, McDonough M, Bond A, Phillips ML, O'Dwyer AM, David AS (2002) Autonomic response in depersonalization disorder. Archives of General Psychiatry 59: 833–838

Simeon D, Guralnik O, Hazlett EA, Spiegel-Cohen J, Hollander E, Buchsbaum MS (2000) Feeling unreal: a PET study of depersonalization disorder. American Journal of Psychiatry 157: 1782–1788

Simeon D, Guralnik O, Knutelska M, Hollander E, Schmeidler J (2001a) Hypothalamic-pituitary-adrenal axis dysregulation in depersonalization disorder. Neuropsychopharmacology 25: 793–795

Simeon D, Guralnik O, Knutelska M, Yehuda R, Schmeidler J (2003) Basal norepinephrine in depersonalization disorder. Psychiatry Research 25: 93–97

Simeon D, Guralnik O, Schmeidler J, Sirof B, Knutelska M (2001b) The role of childhood interpersonal trauma in depersonalization disorder. American Journal of Psychiatry 158: 1027–1033

Spence SA, Crimlisk HL, Cope H, Ron MA, Grasby PM (2000) Discrete neurophysiological correlaters in prefrontal cortex during hysterical and feigned disorder of movement. Lancet 355: 1243–1244

Stonnington CM, Barry JJ, Fisher RS (2006) Conversion disorder. American Journal of Psychiatry 163: 1510–1517

Vermetten E, Schmahl C, Lindner S, Loewenstein RJ, Brenner JD (2006) Hippocampal and amygdala volumes in dissociative identity disorder. American Journal of Psychiatry 163: 630–636

Voon V, Brezing C, Gallea C, Ameli R, Roelofs K, LaFrance Jr WC, Hallett M (2010a) Emotional stimuli and motor conversion disorder. Brain 2010 133: 1526–1536

Voon V, Gallea C, Hattori N, Bruno M, Ekanayake V, Hallett M (2010b) The involuntary nature of conversion disorder. Neurology 74: 223–228

Vuilleumier P, Chicherio C, Assal F, Schwartz S, Slosman D, Landis T (2001) Functional neuroanatomical correlates of hystericla sensorimotor loss. Brain 124: 1077–1090

Waller NG, Ross CA (1997) The prevalence and biometric structur of pathological dissociation in the general population: taxometric and behavior genetic findings. Journal of Abnormal Psychology 106: 499–510

# Der Blick auf das Besondere: Störungsspezifische Diagnostik

Die spezifische Diagnostik ist eingebettet in einen gesamtdiagnostischen Prozess, der neben einer möglicherweise vorliegenden komorbiden Störung auch testpsychologische und körperlich-neurologische Untersuchungsverfahren einschließt. Da sich die Symptomatik und die charakteristisch auftretenden komorbiden Störungen sowie die störungsrelevanten Rahmenbedingungen zwischen der Gruppe der dissoziativen Bewusstseinsstörungen und der Gruppe der Konversionsstörungen unterscheiden, erfolgt die Darstellung über die Leitsymptomatik, Klassifikation und Komorbidität getrennt nach diesen beiden Hauptgruppen.

Bei der diagnostischen Erfassung der häufigsten Störungen in der Subgruppe der dissoziativen Bewusstseinsstörungen (der Depersonalisations- und Derealisationsstörung sowie amnestischer Störungen) ist man bislang auf den Selbstbericht des Patienten/Betroffenen angewiesen, während die dissoziative Fugue und die dissoziative Identitätsstörung auch durch abnorme Verhaltensmuster in Erscheinung treten. Bei den Konversionsstörungen sind ein plötzlicher Beginn (häufig im Zusammenhang mit belastenden Situationen), Fluktuationen oder ein Wechsel der Symptomatik charakteristisch. Auch stellt die plötzliche Remission ein typisches klinisches Merkmal dar, wobei jedoch eine erneute Exazerbation mit einer ausgeprägten Wiederholungsneigung nicht selten ist. Im Bereich einzelner Störungen aus dem Spektrum der dissoziativen Bewusstseinsstörungen (Fuguezustände und stuporöse Zustände) ist der abrupte Wechsel ebenso charakteristisch und stellen die Gedächtnissymptome und das Entfremdungserleben häufig eine überdauernde, belastungsunabhängige Dissoziationsneigung dar, die jedoch unter Belastung weiter aggravieren kann.

Die Erhebung der Leitsymptomatik bedarf einer gezielten Exploration im Rahmen der allgemeinen psychopathologischen Befunderhebung, ergänzt durch krankheitsspezifische psychometrische Messinstrumente und klinische Interviews. Aufgrund der hohen Überschneidungen zwischen den einzelnen Phänomenen sowohl im Bereich der dissoziativen Bewusstseinsstörungen und Konversionsstörungen ist eine exakte Erhebung der Symptomatik erforderlich, um eine entsprechende sichere kategoriale Zuordnung zu den einzelnen Diagnosen vornehmen zu können.

## 4.1 Symptomatik

### 4.1.1 Leitsymptome der dissoziativen Bewusstseinsstörungen

Nach dem von Putnam (1997) postulierten Kontinuummodell wird die dissoziative Bewusstseinssymptomatik in ihrer heutigen modernen Konzeption als ein komplexer psycho-physiologischer Prozess angesehen, der von einem geringfügigen physiologischen Ausführungsgrad, z. B. exzessiven Tagträumen, über leichtgradige periodisch auftretende Depersonalisationszustände bis hin zu ausgeprägten psychiatrischen Störungen, wie der dissoziativen Identitätsstörung, reicht. Insbesondere stellen Depersonalisations- und Derealisationserfahrungen keine seltenen Alltagserfahrungen dar, die – solange sie vorübergehend mit einem eingeschränkten Schweregrad auftreten – keine klinische Wertigkeit besitzen (Fiedler 1999; Spitzer et al. 2007). Es werden drei Bereiche für einen Übergang von leichten bis schweren Depersonalisationen unterschieden (Steinberg 1994; ▶ Übersicht).

Zu betonen ist jedoch auch, dass ein ausgeprägtes Ausmaß an dissoziativen Bewusstseinsphänomenen im Kindes-, Jugend- oder auch Erwachsenenalter eine klinische Bedeutsamkeit erhalten kann, obwohl der Schweregrad noch keine kategoriale Diagnosezuordnung erlaubt, da diese Symptome beispielsweise zum Ausgangsort selbstverletzender Verhaltensweisen werden können. Innerhalb des Gesamtkonstruktes pathologischer dissoziativer Bewusstseinszustände

**Schweregrade von Depersonalisations-erfahrungen (nach Steinberg 1994)**

**Alltägliche milde Form der Depersonalisation**

- Kontext: Tritt als isoliertes Symptom auf.
- Häufigkeit: Keine oder nur wenige Episoden.
- Dauer: Eine Depersonalisationsepisode ist kurz und dauert Sekunden oder wenige Minuten.
- Vorausgehende Bedingungen: Extreme Erschöpfung, sensorische Deprivation, hypnagoge oder andere Trancezustände, Drogen- oder Alkoholintoxikation, Schlafentzug, schwerer psychosozialer Stress.

**Vorübergehende Depersonalisation**

- Kontext: Tritt als isoliertes Symptom auf.
- Häufigkeit: Längere Episode vorübergehender Art.
- Dauer: Eine Depersonalisationsepisode ist ausgedehnt und dauert Minuten bis ein oder mehrere Wochen.
- Vorausgehende Bedingungen: Lebensbedrohliche Gefahr, einzelne schwere psychologische Traumata.

**Pathophysiologisch gravierende Depersonalisation**

- Kontext: Tritt in der Regel mit weiteren Symptomen oder im Zusammenhang mit anderen dissoziativen Störungen auf.
- Häufigkeit: Persistierende oder wiederholt auftretende Depersonalisation.
- Dauer: Chronische Depersonalisation, die sich bis über mehrere Jahre hinweg festigen kann.
- Vorausgehende Bedingungen: Aktuell belastende Ereignisse können als akute Auslösefaktoren vorausgehen, jedoch sind häufig akute Ereignisse nicht auffindbar, tritt auch unabhängig von einzelnen akuten schweren Traumaerfahrungen auf.

werden nach Putnam (1997) primäre dissoziative Symptome wie Amnesien, Gedächtnissymptome und dissoziative Prozesssymptome von sekundären und tertiären Symptomen unterschieden.

**Symptome und Verhaltensweisen bei Jugendlichen mit pathologischer Dissoziation (nach Putnam 1997)**

**Primäre dissoziative Symptome**

- Amnesien und Gedächtnissymptome
  - Amnesien und Blackouts
  - Überraschender Wechsel in Fähigkeiten, Gewohnheiten und Wissen
  - Fugue-Episoden
  - Fragmentarische autobiographische Erinnerungen
  - Dissoziative Flashbacks
- Dissoziative Prozesssymptome
  - Depersonalisation, Derealisation
  - Passive Beeinflussung/Interferenzerfahrungen
  - Trance-artige Zustände
  - Wechselhaftes Verhalten (»switching behaviors«)
  - Identitätskonfusionen, -alterationen
- Assoziierte posttraumatische Symptome
- Wiedererleben traumatischer Ereignisse
- Vermeidungsverhalten mit emotionalen und sozialem Rückzug
- Vegetative Übererregtheit

**Sekundäre Symptome**

- Depression, Angst, Affektlabilität
- Somatoforme Beschwerden
- Geringer Selbstwert

**Tertiäre Symptome**

- Suizidale Impulse oder Suizidversuche, Selbstverletzendes Verhalten
- Sexualisierte Verhaltensweisen, Drogenmissbrauch

Als häufigste Diagnose im Rahmen dissoziativer Bewusstseinsstörungen wird bei Jugendlichen die Depersonalisationsstörung gestellt. Dabei berichten Betroffene von einem Gefühl der Trennung von Teilen des Körpers (»losgelöst«) oder von einer Entfremdung von Emotionen, was von Patienten als »roboterhafte« Erfahrungen (bewegen und handeln ohne jegliche emotionale Beteiligung) beschrieben wurde. Die Patienten nehmen sich dann häufig so wahr, als ob sie in einem Traum oder in einem Film lebten und empfinden sich dann so, als wären sie ein außen stehender Beobachter ihres eigenen Tuns (Saß et al. 1996).

Das »Neben-sich-Stehen« oder »Sich-selbst-von-oben-herab-Betrachten« wird als »out of the body experience« beschrieben. Diese die Patienten ängstigenden Phänomene werden häufig als »Als-ob-Erfahrungen« beschrieben, und bei Nachfragen kann sichergestellt werden, dass das Realitätsurteil dennoch intakt ist. Somit ist die Realitätsprüfung ein wichtiges, differenzialdiagnostisch entscheidendes Merkmal gegenüber psychotischen Störungen. Ebenso stellt das Gefühl, das eigene Handeln – einschließlich der Sprache – selbst nicht mehr völlig beherrschen oder kontrollieren zu können, ein weiteres Charakteristikum dissoziativer Bewusstseinsstörungen dar. Der Verlust bzw. die Einschränkung der willentlichen Kontrolle über die eigenen Gefühle, Gedanken, Impulse und Handlungen werden als so genannte passive Beeinflussungserlebnisse oder Interferenzerfahrungen beschrieben (Saß et al. 1996).

**Beispiel**

So berichtete ein Patient davon, ganz plötzlich immer wieder Dinge sagen oder aufschreiben zu müssen, obwohl er dies gar nicht beabsichtigt hätte. Die Inhalte kämen ihm nicht gänzlich fremd und unsinnig vor, jedoch sei er beunruhigt über dieses »automatisierte« Verhalten, das er nicht unterbinden könne.

Mit Identitätskonfusionen wird das subjektive Gefühl von Unsicherheiten und Konflikten hinsichtlich der eigenen Identität der betroffenen Person beschrieben. Betroffene beschreiben einen ständigen inneren Kampf um die eigene innere Ordnung und Bilder von Wut, Konflikt oder Gewalt. Die Identitätsalteration ist gekennzeichnet durch einen Wechsel der Rolle oder Identität der Person, der auch von außen daran sichtbar wird, dass sich das Verhalten der betroffenen Person plötzlich verändert (vgl. Putnam, 1997). Dissoziative Amnesien, Fuguezustände oder Trance- und Besessenheitszustände treten im Jugendalter sehr selten auf. Amnesien beziehen sich häufig auf biographisch bedeutsame oder traumatische Ereignisse, die nur zum Teil erinnert oder gänzlich nicht erinnert werden können. Die Spannbreite der Erinnerungsdefizite kann sich auf einige Stunden oder Tage beziehen oder ganze Zeiträume (z. B. Jahresabschnitte). Das Ausmaß der Amnesien kann von Tag zu Tag variieren und bei verschiedenen Untersuchern unterschiedlich ausgeprägt ausfallen (Remschmidt et al. 2006).

Unterschiedliche Formen amnestischer Zustände werden beschrieben (Saß et al. 1996): Während die generalisierte Form Gedächtniseinbußen bezüglich der gesamten Lebensgeschichte beschreibt und äußerst selten auftritt (häufig in Verbindung mit einer dissoziativen Fugue), werden selektive Amnesien (z. B. wenn eine Erinnerung an bestimmte Personen oder Ereignisse fehlt) und lokalisierte Amnesien (Erinnerungsdefizite an Personen oder Ereignisse während umschriebener Zeitabschnitte) häufiger beobachtet. Die so genannte kontinuierliche Amnesie bezieht sich auf den Zeitraum zwischen häufig mit einem Trauma gleichzeitig auftretenden Zeitpunkt bis in die Gegenwart; die systematisierte Amnesie wird als Erinnerungsverlust für bestimmte Inhaltskategorien (z. B. der Herkunftsfamilie) beschrieben. Die letzten zwei Formen stehen häufig in Verbindung zur komplexen dissoziativen Störung wie der dissoziativen Identitätsstörung.

Das Vorliegen dissoziativer Symptome muss häufig aktiv erfragt werden, da oft kein spontaner Bericht erfolgt, aufgrund der Sorge, gegenüber dem Diagnostiker/Behandler als schizophren zu gelten. Die Symptomatik wird von den Betroffenen als so quälend und beängstigend beschrieben, sodass es bei ihnen ausgeprägte Schamgefühle wachruft, verbunden mit der Sorge, »verrückt zu sein«. Der diagnostische Prozess sollte in eine empathische therapeutische Beziehung eingebunden sein, wobei das Ausmaß des Selbstberichtes des Patienten durch diesen selbst mitgesteuert sein sollte, da konfrontative Fragetechniken auch insgesamt zu einer psychischen Destabilisierung führen könnten (Fiedler 2002).

Aufgrund der vielfältigen Ausdrucksformen und des Ausprägungsgrades dissoziativer Symptome sollten die Intensitätsdauer und die Abhängigkeit der Symptomatik von akuten Belastungen durch den Patienten beschrieben werden.

> **Als allgemeine, aber unspezifische diagnostische Hinweise gelten das Vorliegen von traumatischen Erfahrungen in der Kindheit sowie das häufige Scheitern vorhergehender Behandlungen, die nicht selten durch Mehrfachdiagnosen gekennzeichnet sind (Fiedler 2002).**

Charakteristisch sind mehrere Vordiagnosen wie z. B. depressive Störungen, Persönlichkeitsstörungen, Angststörungen, Schizophrenie, Substanzmissbrauch, Somatisierungsstörungen, Essstörungen sowie suizidales oder selbstverletzendes Verhalten. Charakteristisch sind auch starke Schwankungen in der Symptomatik und im allgemeinen psychosozialen Funktionsniveau (Fiedler 2002).

Spezifische diagnostische Hinweise für das Vorliegen dissoziativer Identitätsstörungen sind in der Übersicht angeführt.

---

**Spezifische diagnostische Hinweise auf eine dissoziative Identitätsstörung (nach Fiedler 2002)**

- Wiederholt auftretende Amnesien im Alltag
- Wiederholtes oder chronisches Depersonalisations- und Derealisationserleben
- Stimmen-Hören
- Anzeichen für Identitätswechsel in Form von nicht erinnerbarem Verhalten
- Finden von Sachen, an deren Erwerb oder Erhalt die Betroffenen sich nicht erinnern
- Fortlaufende verbale oder schriftliche »innere« Dialoge, in denen die Betroffenen von sich selbst in der dritten Person sprechen
- Vorliegen von passiven Beeinflussungserfahrungen

## 4.1.2 Leitsymptome der Konversionsstörungen

Konversionsstörungen können sich ebenso vielfältig manifestieren. Am häufigsten tritt eine einer neurologischen Erkrankung nahe liegende Symptomatik im Bereich von Bewegungsmustern auf. Charakteristisch sind Paresen, die zumeist als Para- oder Hemisymptomatiken auftreten. Es können jedoch auch Tetrasymptomatiken auftreten, sodass alle vier Extremitäten gelähmt erscheinen. Die Lähmung kann vollständig sein oder auch als partielle Schwäche imponieren und zum Teil mit Zittern oder Schütteln der betroffenen Extremitäten verbunden sein. Neben dem Auftreten einer Astasie (Unfähigkeit zu stehen) sowie Abasie (Unfähigkeit zu gehen) sind Gangstörungen typisch, die häufig von übertrieben wirkenden, ausfahrenden Bewegungen begleitet sind (Egle u. Ecker-Egle 1998). Die Patienten lehnen sich häufig an Begleitpersonen an, um Unterstützung für ihre Schwäche zu erhalten. Selten kommt es zu einer zügigen Remission der Symptomatik; jedoch können auch schwere Formen der Astasie/Abasie z. B. zu einer ausgeprägten Immobilität mit einer Rollstuhlpflichtigkeit führen.

Auch die psychogene Dysphonie und Aphonie werden zu den dissoziativen Bewegungsstörungen gezählt, die durch einen zumeist plötzlichen Beginn oder rezidivierenden, zum Teil vollständigen Verlust der Stimme gekennzeichnet sind. Neben einer Kommunikation durch Flüstern (hypofunktionelle Dysphonie) und einer mühsamen Artikulation mit gequälter, stöhnender Stimme (hyperfunktionelle Dysphonie) wird ein mutistisches Sprachverhalten (Aphonie) beschrieben, bei der der Patient schweigt und keine Anstrengung unternimmt, sich sprachlich zu äußern (Egle u. Ecker-Egle 1998).

Dissoziative Krampfanfälle zeigen eine große Bandbreite zwischen Ohnmachten, die als »swoons« imponieren und ein Dahingleiten auf die Erde darstellen, ohne dass Sturzverletzungen auftreten, bis hin zu massiven, lang andauernden Anfällen, die ein epileptisches Geschehen vermuten lassen könnten und nicht selten mit einer komplexen psychomotorischen Erregung einhergehen. Es können auch tonisch-klonisch imponierende Symptomatiken, die einen Grand-mal-Anfall imitieren, auftreten bis hin zu sehr dramatischen Ausdrucksformen wie dem »Arce de cercle« (massives Überstrecken des ganzen Körpers mit nach oben gerichtetem Körperbogen). Die Patienten zeigen zumeist eine vollständige oder partielle Amnesie für die Dauer des Anfalls. Anders als bei einem epileptischen Anfall geht der dissoziative Anfall nicht mit einem Bewusstseinsverlust einher und zeigt stattdessen eher das Bild eines dissoziativen Stupors. Im Bereich dissoziativer Sensibilitäts- und Empfindungsstörungen stehen Hautempfindungsstörungen und Visusbeeinträchtigungen im Vordergrund. Die Betroffenen beklagen häufig wechselnde Paresthesien oder geben anästhetische Hautareale an, die jedoch nicht den neurologisch definierten Segmenten entsprechen.

Im Hinblick auf dissoziative Visusbeeinträchtigungen wurde häufiger ein partieller (selten vollständiger) Verlust der Sehfähigkeit bei Kindern und Jugendlichen beschrieben, verbunden mit einem Klagen über eine tunnelartige Gesichtsfeldeinschränkung, oder verschwommenes Sehen und einem Verlust der Sehschärfe. Wiederholte Messungen des Gesichtsfeldes führen häufig zu Inkonsistenzen in der Befundlage und können damit den Verdacht auf Vorliegen einer dissoziativen Symptomatik erhärten. Auch dissoziative Hörminderungen treten bei Kindern nicht so selten auf und führen unnötigerweise zu medikamentösen Behandlungsversuchen oder chirurgischen Interventionen (Carlson et al. 2011). Trotz einer häufig schnellen Remission oder Teilremission von Konversionssymptomatiken sind chronifizierte Formen, Übergänge oder ein gleichzeitiges Auftreten verschiedener Symptome aus dem Formenkreis dissoziativer Störungen vom Konversionstypus nicht selten.

Im Hinblick auf das allgemeine diagnostische Vorgehen ist insbesondere die Bedeutung der Verhaltensbeobachtung hervorzuheben, da das innere Erleben bei manchen Konversionsstörungen nicht geschildert wird bzw. Amnesien für den entsprechenden Zeitabschnitt (z. B. beim dissoziativen Krampfanfall) angegeben werden. Für die Erhebung der Verhaltensbeobachtung erscheint es unumgänglich, neben der eigenen Beobachtung des Diagnostikers z. B. das Aufstehen des von dissoziativen Bewegungsstörungen betroffenen Kindes aus dem Bett zu beobachten und den Bericht des erweiterten medizinischen Personals (Krankenschwestern etc.) zu erheben. Wichtige Informationsquellen sind zudem die Erziehungsberechtigten bzw. andere Familienmitglieder. So könnten am Beispiel des Auftretens dissoziativer Krampfanfälle die in der folgenden Übersicht aufgelisteten Fragen diagnostisch wertvoll sein.

**Mögliche wichtige Fragen zur Anamnese**

- Wie häufig treten die Anfälle (pro Tag, Woche oder Monat) auf?
- Was sind typisch vorausgehende Situationen?
- Wie ist der genaue Ablauf des Krampfanfalles, vor allem zu Beginn und am Ende des Anfallsgeschehens?
- Gibt es Beobachtungen, unter welchen Bedingungen Anfälle nicht oder nur sehr selten auftreten?
- Durch was können Anfälle unterbrochen werden?
- Tritt das Verhalten nur in Interaktion mit spezifischen Personen auf?

Für Konversionsstörungen erscheinen weiterhin charakteristisch die Annahme der Hilfe zur Bewältigung der Funktionseinschränkungen und eine hohe Fluktuation der Symptomatik – auch in Abhängigkeit belastender oder entlastender Umgebungseinflüsse oder durch Beobachtung (Egle u. Ecker-Egle 1998). Auffällig erscheint auch der häufig vorliegende geringe Leidensdruck im Kontrast zur Belastung durch die Schwere der Symptomatik (»la belle indifférence«). La belle indifférence stellt zwar kein diagnostisches Kriterium bei den Konversionsstörungen dar, jedoch ist dieses Phänomen als assoziiertes deskriptives Merkmal in der ICD-10 genannt. Trotz dieses häufig anzutreffenden Phänomens stellt die »la belle indifférence« auch nach einer empirischen Untersuchung kein sinnvolles Definition als Diagnosekriterium dar (Stone et al. 2006) und sollte daher nicht als klinisches Merkmal besonders hervorgehoben werden.

**Beispiel**

Bei der psychiatrischen Exploration eines 14-jährigen Mädchen, das bereits zwei Monate in stationärer Behandlung auf einer neuropädiat-rischen Abteilung wegen einer dissoziativen Bewegungsstörung lag und weder gehen noch stehen konnte, wurde die so genannte Drei-Wünsche-Frage gestellt. Die Antworten bezogen sich sämtlich auf das Wohlergehen von Familienangehörigen – es gab keinerlei Äußerungen bezüglich eigener Genesungswünsche. Gleichzeitig zeigte sie ein freundlich-kooperatives Gesprächs- und Kontaktverhalten ohne Sichtbarwerden eines Leidensdruckes in Bezug auf ihre ausgeprägten Bewegungsstörungen. Die Entlastung durch das Symptom erschien deutlich größer als die Belastung durch das Symptom.

Die spezifische Diagnostik für die Konversionsstörungen bedarf ebenso einer Einbettung in einen gesamtdiagnostischen Prozess, der neben der Erfassung einer möglichen psychiatrischen Komorbidität (▶ Kap. 5) auch testpsychologische und somatische Untersuchungsverfahren (▶ Abschn. 4.4) einschließt.

Insgesamt ist immer wieder eine große Unsicherheit bei den diagnostizierenden Ärzten anzutreffen, trotz einer häufig sorgfältig durchgeführten körperlich-neurologischen Untersuchung. Die Ärzte fühlen sich unwohl, eine psychiatrische Diagnose zu präsentieren. Nach empirischen Untersuchungen (Espay 2009) klären nur ca. 20 % der Ärzte Patienten über fehlende Organkorrelate die Betroffenen bzw. deren Eltern auf. Ärzte aus den somatischen Disziplinen erscheinen unsicher in ihrer Haltung, Patienten über eine Diagnose aufzuklären, für die es keine externen Validitätskriterien gibt und die nur aus den klinischen Beobachtungen, dem Eigenbericht des Patienten sowie aus der Anamneseerhebung gestellt werden kann.

Als allgemeindiagnostisches Kriterium gilt bei sämtlichen dissoziativen Störungen der fehlende Nachweis einer körperlichen Erkrankung, welche die Symptomatik ausreichend erklären kann (Espay 2009). Diese Forderung des Nachweises einer fehlenden Organläsion als Defini-

**4**

tionskriterium erscheint – trotz der Notwendigkeit einer neurologischen Ausschlussdiagnostik – jedoch problematisch, denn die jüngsten neurobiologischen Untersuchungen weisen auf pathologische Mechanismen auch in dieser klassischen Gruppe der »reaktiven Störungen« hin, die den Geist-Körper-Dualismus hinfällig machen (Sharpe u. Carson 2001).

Ebenso stellt die Forderung nach einer unwillentlichen und unbewussten Generierung der Symptomatik einen problematischen Aspekt in den Diagnosekriterien dar, da es sich derzeit um kaum zu verifizierende Konstrukte handelt. Auch ist der in den allgemeindiagnostischen Kriterien geforderte Nachweis eines zeitlichen Zusammenhangs zwischen dem Beginn der dissoziativen Symptomatik und belastenden Ereignissen problematisch, da beispielsweise unbekannte aktuelle Stressoren erst auf dem Hintergrund nicht bekannter, weit in die Vorgeschichte der Patienten zurückreichende Belastungen wirksam werden können.

Eine zügige und vollständige (!), aber prioritätengeleitete somatische Untersuchung ist zum Ausschluss körperlich-neurologischer Erkrankungen dringend erforderlich, aber auch zur Entängstigung beim Patienten und seinen Angehörigen sowie zur Vermeidung der Wiederholung körperlicher Untersuchung zu einem späteren Zeitpunkt (Brunner u. Resch 2008). Verdachtsmomente in der klinisch-somatischen Diagnostik in Bezug auf das Vorliegen einer dissoziativen Störung sollten frühzeitig zu einer Einbeziehung so genannter hinweisender positiver Diagnosekriterien, die für die Diagnose einer dissoziativen Störung sprechen, führen. Statt einer Ausschlussdiagnostik ist eine Einschlussdiagnostik erforderlich, die zu einer deutlich größeren differenzialdiagnostischen Sicherheit führt (Brunner u. Resch 2008; Maisami u. Freeman 1987; Resch 1999).

> **Positive Kriterien als Hinweis für eine dissoziative Störung (Resch 1999)**
> - Übernahme von Symptomen in Anlehnung an ein Modell
> - La belle indifférence
> - Gehäuftes Auftreten von psychosomatischen/psychiatrischen Erkrankungen in der Herkunftsfamilie
> - Copingverhalten bei früheren vorangegangenen organischen Erkrankungen
> - Frühe Somatisierungsphänomene
> - Organische Erkrankungen zu Beginn der dissoziativen Symptomatik, vor dem Beginn oder während des Beginns
> - Symptomwechsel, -ausdehnung, -veränderung im Rahmen der medizinischen Untersuchungen
> - Primärer und sekundärer Krankheitsgewinn
> - Symbolgehalt/Ausdrucksgehalt der Symptomatik
> - Körperliche Belastungen durch Deformitäten oder bleibende Krankheitsfolgen
> - Manipulative Handlungen bis hin zu selbstschädigenden Handlungen
> - Doctorshopping
> - Persönlichkeitsentwicklungsstörungen (vor allem emotional instabiler Typus)
> - Traumatische Lebensereignisse

Eine verspätete psychiatrische Diagnosestellung nach einer langwierig erfolgten exzessiven körperlichen Diagnostik führt zum Glaubwürdigkeitsverlust sowohl beim somatischen als auch beim psychiatrischen Diagnostiker. Auch eine nicht seltene Koinzidenz einer neurologischen Störung im Zusammenhang mit einer dissoziativen Störung, z. B. bei einer Mischung von dissoziativen Krampfanfällen mit organisch bedingten epileptischen Anfällen, oder nur unzureichend erklärbare Schmerzsymptome nach initialen Minimaltraumata machen eine umfassende diagnostische Einschätzung erforderlich. Weitere Prinzipien im diagnostischen Prozess bei Konversionsstörungen gelten:

---

**Wichtige Prinzipien im diagnostischen Prozess bei Konversionsstörungen (nach Campo u. Fritz 2001)**

- Anerkennung, dass der Patient leidet und die Familie mit betroffen ist
- Berücksichtigung der durch die Symptome hervorgerufenen Ängste beim Patienten und der Familie
- Anhaltende Aufmerksamkeit über die Möglichkeit des Vorliegens einer körperlichen Erkrankung und Mitteilung über die Schwierigkeit/Unmöglichkeit der Beurteilung der Ätiologie der Symptome
- Vermeidung von unnötigen Untersuchungsverfahren
- Vermeidung der Diagnosestellung durch Ausschlussverfahren
- Exploration der Symptomexazerbation sowie seines Kontextes und weiterer Charakteristiken
- Mitteilung des diagnostischen Eindruckes klar, frei und direkt
- Aufbau eines Arbeitsbündnisses zur Intervention

---

Eine auf das Leitsymptom ausgerichtete Untersuchung und das Bedürfnis nach monokausalen Erklärungen stellen häufige Ursachen für Fehldiagnosen dar – sowohl seitens des Psychiaters als auch des Neurologen (Rüger 1987). Untersuchungen zum Ausmaß der Fehldiagnosen bei Konversionssymptomen ergaben auf der Basis von Studien, die zwischen 1970 und 2003 durchgeführt wurden, eine Rate von 4 % Fehldiagnosen (Stone et al. 2005).

In den letzten Jahren hat die Anzahl der Fehldiagnosen deutlich abgenommen, vermutlich aufgrund eines besseren Wissens um die psychiatrische Diagnosestellung sowie der Verbesserung der neurologischen Diagnostik, insbesondere durch den Einsatz bildgebender Verfahren.

Neben anderen Faktoren scheint vor allem das Bedürfnis der Patienten und/oder elterlicher Bezugspersonen nach einer somatischen Ätiologie für die nicht selten auftretenden Behandlungsabbrüche verantwortlich zu sein. Häufig schließt sich eine Wiederaufnahme somatischer Untersuchungen bei anderen Ärzten bzw. Kliniken an, mit allen Gefahren der iatrogenen Schädigung und Chronifizierung der Störung. Somit stellt der therapeutische Umgang mit dem somatischen Krankheitskonzept der Betroffenen einen zentralen Aspekt im Behandlungskontext dar (► Abschn. 5.3). Das Krankheitskonzept der Patienten steht jedoch auch im Kontext des Krankheitskonzeptes der Behandler (Ärzte, Psychologen, weiteres medizinisches Personal, Krankenschwestern etc.).

Das nicht selten anzutreffende Konzept von Behandlern aus der somatischen Medizin, dass es sich um eine »nichtreale« Störung handelt, manipulativ erscheint und dieses Patientengut in somatischen Fächern nichts zu suchen hat, führt nicht selten zu einer fatalen Zurückweisung der Betroffenen und ihren Angehörigen – mit der Konsequenz der Wiederaufnahme von Untersuchungen bei anderen Ärzten und einer ausbleibenden Inanspruchnahme psychiatrischer Hilfen.

### 4.1.3 Klassifikation

Im Folgenden sind die häufigsten Störungen aus der Gruppe der dissoziativen Bewusstseinsstörungen und der Konversionsstörungen im Einzelnen aufgeführt, und zwar entsprechend ihrer Leitsymptomatik und Kriterienbildung nach den Forschungskriterien der ICD-10 (Dilling et al. 1994). Grundsätzlich müssen bei allen Einzeldiagnosen auch die allgemeinen Kriterien für eine dissoziative Störung erfüllt sein.

**Allgemeine Kriterien
für eine dissoziative Störung**

- Kein Nachweis einer körperlichen Krankheit, welche die für diese Störung charakteristischen Symptome erklären könnte
- Überzeugender zeitlicher Zusammenhang zwischen den dissoziativen Symptomen und belastenden Ereignissen, Problemen oder Bedürfnissen

## F44.0 Dissoziative Amnesie

Entweder eine teilweise oder vollständige Amnesie für vergangene Ereignisse oder Probleme, die traumatisch oder belastend waren oder noch sind.

Die Amnesie ist zu lang ausgeprägt und zu lang anhaltend, um mit einer normalen Vergesslichkeit oder durch eine gewollte Simulation erklärt werden zu können (die Schwere und das Ausmaß der Amnesie können allerdings von einer Untersuchung zur anderen wechseln).

## F44.1 Dissoziative Fugue

Eine unerwartete, gleichwohl äußerlich normal organisierte Reise mit Entfernung von zu Hause oder vom gewohnten Arbeitsplatz und den sozialen Aktivitäten; während dieser Zeit bleibt die Selbstversorgung weitgehend erhalten. (Entweder teilweise oder vollständige Amnesie für die Reise.)

## F44.2 Dissoziativer Stupor

Beträchtliche Verringerung oder Fehlen willkürlicher Bewegungen und der Sprache sowie der normalen Reaktion auf Licht, Geräusche und Berührung.

Der normale Muskeltonus, die Aufrechterhaltung und die Atmung sind erhalten (sowie häufig eingeschränkte Koordination der Augenbewegungen).

## F44.3 Trance- und Besessenheitszustände

Entweder 1. oder 2.:

1. Trance:
   Vorübergehende Bewusstseinsveränderung mit zwei der folgenden Merkmalen:
   a) Verlust des Gefühls der persönlichen Identität
   b) Einengung des Bewusstseins in Bezug auf die unmittelbare Umgebung oder eine ungewöhnlich eingeengte und selektive Fokussierung auf Stimuli aus der Umgebung
   c) Einschränkung von Bewegungen, Haltungen und Gesprochenem auf die Wiederholung eines kleinen Repertoires
2. Besessenheitszustand:
   Die Betroffenen sind überzeugt, von einem Geist, einer Macht, einer Gottheit oder einer anderen Person beherrscht zu werden.

Die beiden Kriterien 1. und 2. müssen ungewollt und belastend sein sowie außerhalb von religiösen oder anderen kulturell akzeptierten Situationen auftreten.

Häufigstes Ausschlusskriterium: Kein gleichzeitiges Auftreten mit einer Schizophrenie oder einer verwandten Störung (F2) oder mit einer affektiven Störung, Halluzinationen oder Wahngedanken (F3).

## F44.4 Dissoziative Bewegungsstörungen

Entweder 1. oder 2.:

1. Kompletter oder teilweiser Verlust der Bewegungsfähigkeit: Dies betrifft Bewegungen, die normalerweise der willkürlichen Kontrolle unterliegen (einschließlich der Sprache).
2. Verschiedene oder wechselnde Grade von Koordinationsstörungen, Ataxie oder der Unfähigkeit, ohne Hilfe zu stehen.

## F44.5 Dissoziative Krampfanfälle

Plötzliche und unerwartete krampfartige Bewegungen, die sehr an verschiedene Formen epileptischer Anfälle erinnern, aber nicht mit einem Bewusstseinsverlust einhergehen. Die Symptomatik geht nicht einher mit Zungenbiss, schweren Hämatomen oder Verletzungen aufgrund eines Sturzes oder mit Urin-Inkontinenz.

## F44.6 Dissoziative Sensibilitäts- und Empfindungsstörungen

Entweder 1. oder 2.:
1. Teilweise oder vollständiger Verlust normaler Hautempfindungen an Körperteilen oder am ganzen Körper (genaue Angabe auf Berührung, Nadelstechen, Vibration, Hitze, Kälte).
2. Teilweise oder vollständiger Seh-, Hör- oder Riechverlust.

## F44.7 Dissoziative Störungen, gemischt

Diese Diagnose wird vergeben, wenn mehr als eine Diagnose einer dissoziativen Störung (F44.0–44.6) gestellt wurde.

## F44.8 Sonstige dissoziative Störungen

Diese Restkategorie kann verwendet werden, um andere dissoziative Zustandsbilder und Konversionsstörungen anzugeben, die die allgemeinen Kriterien erfüllen, aber nicht die angegebenen Kriterien für die Diagnosen F44.0 bis 44.6 (Dilling et al. 1994).

## F44.80 Ganser-Syndrom (Vorbei-Antworten)

Bei erhaltenem Sprachverständnis falsches oder völlig unplausibles Antwortverhalten (▶ Kap. 2). Bewusstseinstrübungen und Konversionssymptome ergänzen nicht selten dieses Syndrom.

## F44.81 Multiple Persönlichkeitsstörung

a) Zwei oder mehr verschiedene Persönlichkeiten innerhalb eines Individuums, von denen zu einem bestimmten Zeitpunkt jeweils nur eine Nachweisbar ist.
b) Jede Persönlichkeit hat ihr eigenes Gedächtnis, ihre eigenen Vorlieben und Verhaltensweisen und übernimmt zu einer bestimmten Zeit, auch wiederholt, die volle Kontrolle über das Verhalten der Betroffenen.

Unfähigkeit, wichtige persönliche Informationen zu erinnern, was für eine einfache Vergesslichkeit zu ausgeprägt ist.

## F44.82 Vorübergehende dissoziative Störungen im Kindes- und Jugendalter

## F44.88 Sonstige näher bezeichnete dissoziative Störungen

## F44.9 Nicht näher bezeichnete dissoziative Störungen

Spezielle Forschungskriterien wurden für die drei zuletzt genannten Störungen in der ICD-10-Nomenklatur nicht formuliert. Im DSM-IV werden unter »Nicht näher bezeichnete dissoziative Störungen« solche Störungen erfasst, deren vorherrschende Erscheinung ein dissoziatives Symptom ist, das aber nicht die diagnostischen Kriterien irgendeiner anderen spezifischen dissoziativen Störung erfüllt (z. B. Derealisationserleben ohne Depersonalisationserleben). In der nordamerikanischen Klassifikation DSM-IV wird hier auch das Ganser-Syndrom erfasst.

**4**

## F48.1 Depersonalisation, Derealisationssyndrom(-störung)

Entweder 1. oder 2.:

1. Depersonalisation:
   Die Betroffenen klagen über ein Gefühl von Entfernt-Sein, von »Nicht-richtig-hier-Sein«. Sie klagen z. B. darüber, dass ihre Empfindungen, Gefühle und ihr inneres Selbstgefühl losgelöst wären, fremd, nicht ihr eigen, unangenehm verloren, oder darüber, dass ihre Gefühle und Bewegungen zu jemand anderem gehören scheinen. Oder sie haben das Gefühl, in einem Schauspiel mitzuspielen.
2. Derealisation:
   Die Betroffenen klagen über ein Gefühl von Unwirklichkeit. Sie klagen z. B. darüber, dass die Umgebung oder bestimmte Objekte fremd aussehen, verzerrt, stumpf, farblos, leblos, eintönig und uninteressant sind. Oder sie empfinden die Umgebung wie eine Bühne, auf der jedermann spielt.

Die Einsicht, dass die Veränderung nicht von außen, durch andere Personen oder Kräfte eingegeben wurde, bleibt erhalten.

Diese Diagnose darf nicht gestellt werden, wenn das Syndrom im Rahmen einer organisch bedingten psychischen Störung auftritt oder infolge einer Intoxikation mit psychotropen Substanzen; ebenso nicht

- bei einer Schizophrenie oder einer verwandten Störung (F2),
- einer affektiven Störung (F3),
- einer Angststörung (F40, F41),
- bei anderen Zuständen wie einer deutlichen Müdigkeit, einer Hypoglykämie oder unmittelbar vor oder nach einem epileptischen Anfall.

Diese Syndrome können im Verlauf vieler psychischer Störungen auftreten und werden dann als zweite oder zusätzliche Diagnose bei einen anderen Hauptdiagnose verschlüsselt. Das Auftreten als isoliertes Syndrom ist sehr selten.

### 4.1.4 Psychischer Status des Kindes/Jugendlichen

Neben der Einordnung der Leitsymptomatik zu den diagnostischen Kriterien dissoziativer Störungsbilder zur kategorialen Zuordnung ist eine allgemeine psychopathologische Befunderhebung erforderlich, und zwar zur Klärung evtl. vorliegender psychiatrischer Komorbiditäten im Sinne umschriebener psychiatrischer Störungen (Achse I) oder psychiatrischer Begleitsymptomatiken (z. B. selbstverletzendes Verhalten). Darüber hinaus ist das Ausmaß der psychosozialen Funktionseinschränkungen zu erheben, die in Folge der psychiatrischen Störungen aufgetreten sind.

Bei der Erhebung des psychischen Befundes bei Jugendlichen ist auch eine vollständige Anamneseerhebung mithilfe von Eltern bzw. Angehörigen durchzuführen. Aufgrund der hohen Komorbidität mit Angststörungen, depressiven Störungen und somatoformen Schmerzstörungen müssen im Bereich der Konversionsstörungen Fragen nach diesen Störungen mit besonderer Intensität gestellt werden. Aufgrund der hohen Komorbidität mit Persönlichkeitsstörungen (vor allem vom Borderline-Typus) sowie posttraumatischen Störungen ist auch eine sorgfältige Exploration bezüglich dieser möglichen Störungen notwendig.

### 4.1.5 Aktuelle Lebenssituation des Kindes/Jugendlichen

Bei der direkten Exploration des Kindes/des Jugendlichen scheinen insbesondere die in der Übersicht angeführten Aspekte besonders relevant.

**Aspekte bei der direkten Exploration des Kindes/Jugendlichen**

- Erleben aktueller belastender Lebensereignisse (z. B. Zurückweisung von Gleichaltrigen, ausgeprägter Geschwisterkonflikt, Enttäuschungsreaktionen auf elterliches Verhalten, Erleben von Gewalt oder Androhung von Gewalt)
- Beziehungsqualität zwischen den Familienmitgliedern
- Beziehungen zur Gleichaltrigengruppe
- Schulische Lern- und Leistungssituation
- Risikoverhaltensweisen (u.a. Alkohol, Drogen)
- Belastung durch abnorme familiäre Lebensumstände
- Finanzielle Belastungen
- Trennung der Eltern
- Psychische Störungen bei Eltern oder Geschwistern

Neben der allgemeinen Entwicklungsgeschichte gelten auch störungsspezifische Faktoren, die häufig in der Anamnese von Kindern und Jugendlichen mit dissoziativen Bewusstseinsstörungen oder Konversionsstörungen gefunden und vor allem im Gespräch mit den Angehörigen erhoben werden sollten:

**Anamnese (s. Leitlinie »Dissoziative Störungen, Konversionsstörungen«, Deutsche Gesellschaft für Kinder- und Jugendpsychiatrie, Psychosomatik und Psychotherapie (DGKJP) et al., 2007)**

- Prä-, peri- und postnatale Anamnese
- Entwicklungsanamnese einschließlich der motorischen Entwicklung, Sprachentwicklung, Sauberkeitsentwicklung und kognitiven Entwicklung
- Körperliche Erkrankungen (verlaufende Kinderkrankheiten, Krankenhausaufenthalte oder Operationen, mögliche anhaltende Behinderungen)
- Fragen zur Kontinuität der elterlichen Verfügbarkeit und Fürsorge
- Bei Kindern und Jugendlichen aus institutioneller Erziehung: Erhebung des aktuellen rechtlichen Status sowie Platzierungen bzw. Replatzierungen in Pflegefamilien und Heimen
- Entwicklung in Kindergarten und Schule unter Berücksichtigung der allgemeinen intellektuellen Leistungs- und Lernfähigkeit
- Fragen zur Beziehung zu Gleichaltrigen und zu Erwachsenen (z. B. Lehrer)
- Fragen nach schulvermeidendem Verhalten, Mobbingsituationen und Erreichen bisheriger Schulabschlüsse
- Entwicklung der geschwisterlichen Beziehung
- Allgemeine Sexualanamnese
- Fragen nach anhaltenden psychosozialen Belastungen (z. B. Trennung der Eltern, psychiatrische Erkrankungen der Eltern)
- Vorgeschichte von Gewalterfahrungen (körperlicher und sexueller Misshandlungen)
- Psychiatrische Vorerkrankungen und Behandlungen sowie zwischenzeitliche Behandlungsergebnisse
- Informationen über Gründe des möglichen Abbruches von Vorbehandlungen
▼

**4**

- Selbstverletzendes Verhalten oder Suizidversuche beim Kind/Jugendlichen, Gleichaltrigen oder bei Familienmitgliedern
- Alkohol- und Substanzmissbrauch
- Umgang mit körperlichen Erkrankungen
von Seiten der Eltern (z. B. Krebserkran-
kung oder neurologische Erkrankung)
- Bewältigungsmechanismen der Kinder
und Jugendlichen bei dem Vorliegen körperlicher Erkrankungen (z. B. nach Infek-
tionserkrankungen die Wiederaufnahme
des Schulbesuchs etc.)
- Häufigkeit von Arztbesuchen, deren Anlässe und Untersuchungsergebnisse
- Vorkommen von unerklärten Krankheitssymptomen im gesamten familiären Umfeld, mit dem der Patient in Kontakt steht
- Bisheriger Umgang mit gesundheitlichen
Störungen in der Familie

- Umgangsweisen des Patienten mit Stressoren
- Fragen nach modellbildenden Symptomen
einer vorliegenden organischen Grunderkrankung (z. B. Anfallsleiden) beim Patienten selbst oder auch bei emotional
wichtigen Bezugspersonen
- Vorliegen vital bedrohlicher Erkrankungen
bzw. ähnlicher Symptomatiken bei emotional wichtigen Bezugspersonen auch im
weiteren Umfeld
- Bei auftretender Symptomatik überwiegend oder ausschließlich des familiären
Milieus sind ergänzende Fremdanamnesen
aus dem Bereich der Schule und des Frei-
zeitumfeldes erforderlich

## 4.2    Störungsspezifische Entwicklungsgeschichte

### 4.2.1    Störungsrelevante Rahmenbedingungen

Die Verknüpfung von möglicherweise auslösenden Bedingungen sowie aufrechterhaltenden
Bedingungen, insbesondere bei den dissoziativen Bewusstseinsstörungen, sind zusammenfas-
send in ◘ Abb. 4.1 dargestellt.

Störungsrelevante Rahmenbedingungen, die
im diagnostischen Prozess bzw. bei der Einleitung therapeutischer Maßnahmen geklärt werden sollten, sind in der folgenden Übersicht dargestellt.

**Störungsrelevante Rahmenbedingungen**

- Elterliches Erziehungsverhalten
- Intrafamiliäre Beziehungen
- Psychische Störungen, abweichendes
Verhalten oder Behinderung in der
Familie
- Psychosoziale Bedingungen
- Belastende Lebensereignisse

Hier wird insbesondere eine Exploration der Eltern sowie des Kindes und Jugendlichen im Hinblick auf frühere, aber auch neu aufgetretene so
genannte abnorme psychosoziale Bedingungen
erfasst, wie sie auf der Achse V des Multiaxialen
Klassifikationsschemas (Remschmidt et al. 2006)
festgehalten sind.

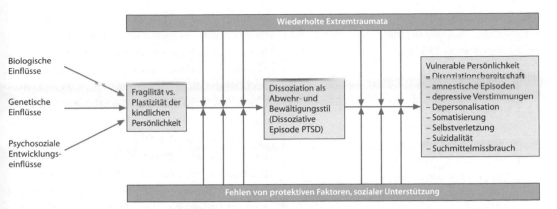

**Abb. 4.1** Verknüpfung von auslösenden und aufrechterhaltenden Bedingungen bei dissoziativen Bewusstseinstörungen

**Abnorme psychosoziale Umstände (MAS, Remschmidt et al. 2006)**

- Abnorme intrafamiliäre Beziehungen
- Psychische Störung, abweichendes Verhalten oder Behinderung in der Familie
- Inadäquate oder verzerrte intrafamiliäre Kommunikation
- Abnorme Erziehungsbedingungen
- Abnorme unmittelbare Umgebung
- Akute, belastende Lebensereignisse
- Gesellschaftliche Belastungsfaktoren
- Chronische zwischenmenschliche Belastungen im Zusammenhang mit Schule oder Arbeit
- Belastende Lebensereignisse/Situationen in Folge von Verhaltensstörungen, Behinderung des Kindes

---

**Definition**

Eine gleichzeitig auftretende psychiatrische Begleiterkrankung wird als »komorbide Störung« bezeichnet. Eine als komorbid definierte Störung ist eine den nosologischen Kriterien entsprechende psychiatrische Erkrankung von einem eigenständigen Krankheitswert (»Krankheitsentität«).

---

Komorbide Störungen können ätiologisch miteinander verbunden sein, müssen aber nicht. Im Unterschied zu einer komorbiden Störung können psychiatrische Erkrankungen wie die dissoziative Störung auch von psychiatrischen Symptomatiken (Co-Symptomatik) begleitet sein, die jedoch keine Diagnose vom kategorialen Rang darstellen, wie z. B. das selbstverletzende Verhalten (► »Exkurs 1: Dissoziative Symptomatik und selbstverletzendes Verhalten«).

## 4.3 Komorbide Störungen

Bestehen weitere komorbide psychiatrische Störungen auf der Achse I des Multiaxialen Klassifikationssystems?

## 4.3.1 Dissoziative Bewusstseinsstörungen

Dissoziative Symptome und Syndrome aus der Gruppe der dissoziativen Bewusstseinsstörungen sind häufig auch bei anderen stressbezogenen psychiatrischen Krankheitsbildern anzutreffen. So zählt die so genannte peritraumatische (um das Trauma herum auftretende) dissoziative Symptomatik zur Kernsymptomatik der akuten Belastungsstörung (F43.0).

---

**Definition**

Definiert ist die akute Belastungsreaktion als eine vorübergehende Störung, die sich als Reaktion auf eine außergewöhnliche körperliche oder seelische Belastung entwickelt und im Allgemeinen innerhalb von Stunden oder Tagen abklingt (Remschmidt et al. 2006).

---

Bei schwergradigen akuten Belastungsreaktionen (F43.2) kommt der begleitenden dissoziativen Symptomatik ein besonderer Stellenwert zu. So bildet die dissoziative Symptomatik einen von insgesamt drei Symptomenkomplexen (vgl. Dilling et al. 1993; Remschmidt et al. 2006):

**Komplex 1** Zu den Symptomen der akuten Belastungsreaktion gehören Symptome, wie sie in der generalisierten Angststörung (F41.1) beschrieben werden: vegetative Symptome, wie z. B. Herzklopfen, Schweißausbrüche, Tremor, Atembeschwerden, Beklemmungsgefühl, sowie weitere vielfältige allgemeine Symptome (Gefühl von Schwindel, Schwäche und Benommenheit, Angst zu sterben, Hitzegefühle, Gefühllosigkeit oder Grippegefühle, Ruhelosigkeit und Unfähigkeit zum Entspannen, Gefühle von Nervosität und psychische Anspannung, anhaltende Reizbarkeit und Konzentrationsschwierigkeiten sowie Einschlafstörungen).

**Komplex 2** Darüber hinaus müssen spezifische, der akuten Belastungsreaktion zugeschriebene Symptome auftreten, wie z. B. Rückzug von erwarteten sozialen Interaktionen, Einengung der Aufmerksamkeit, offensichtliche Desorientierung, Ärger oder verbale Aggression, Verzweiflung oder Hoffnungslosigkeit, unangemessene oder sinnlose Überaktivität, unkontrollierbare und außergewöhnliche Trauer.

**Komplex 3** Bei dem dritten Symptomenkomplex ist das Auftreten spezifischer dissoziativer Symptome vom Bewusstseinstypus definiert, wie z. B. ein Depersonalisations- und Derealisationserleben, dissoziative Amnesien sowie Symptomatiken, die einem dissoziativen Stupor gleichkommen (Betroffene sind überwiegend bewegungslos; Sprache und spontane oder gezielte Bewegungen fehlen fast oder gänzlich). Es besteht eine beträchtliche Verringerung oder das Fehlen willkürlicher Bewegungen und normaler Reaktionen auf äußere Reize wie Licht, Geräusche oder Berührungen. Der erhaltende Muskeltonus, die Haltung insgesamt, die Atmung sowie das gelegentliche Öffnen der Augen und koordinierte Augenbewegungen deuten darauf hin, dass es sich nicht um eine organisch bedingte Bewusstseinsstörung handelt. Die unmittelbar nach dem Trauma ausgelöste dissoziative Symptomatik gilt nach empirischen Untersuchungen (Briere et al. 2005) als Vorhersagefaktor für eine fortbestehende Belastungsstörung, häufig im Sinne einer posttraumatischen Belastungsstörung, wenn die Symptomatik nicht nach wenigen Stunden oder Tagen abgeklungen ist.

Auch bei der posttraumatischen Belastungsstörung (F43.1) stellt ein dissoziativer Symptomenkomplex einen Teil der Kernsymptomatik dar.

---

**Definition**

Die posttraumatische Belastungsstörung entsteht als eine verzögerte oder protrahierte Reaktion auf ein belastendes Ereignis oder eine Situation außergewöhnlicher Bedrohung oder katastrophenartigen Ausmaßes, die bei fast jedem eine tiefe Verzweiflung hervorrufen würde (Remschmidt et al. 2006).

---

Charakteristische Merkmale finden sich in der Übersicht.

**Charakteristische Merkmale der posttraumatischen Belastungsstörung (ICD-10; vgl. Remschmidt et al. 2006)**

- Das wiederholte Erleben des Traumas in sich aufdrängenden Erinnerungen, die einen dissoziativen Charakter tragen (Nachhallerinnerungen, Flashbacks)
- Ein andauerndes Gefühl von Betäubt-Sein und emotionaler Stumpfheit
- Gleichgültigkeit gegenüber anderen Menschen
- Teilnahmslosigkeit der Umgebung gegenüber
- Anhedonie
- Vermeidung von Aktivitäten und Situationen, die Erinnerungen an das Trauma wachrufen könnten

Des Weiteren tritt ein Zustand vegetativer Erregtheit mit Vigilanzsteigerung auf, die mit einer übermäßigen Schreckhaftigkeit und Schlaflosigkeit verbunden ist. Die charakteristische Symptomtrias der posttraumatischen Belastungsstörung besteht aus:

- **Intrusion**
  Wiederholte, unausweichliche Erinnerung oder Wiederinszenierung der Ereignisse im Gedächtnis, in Tagträumen und Träumen
- **Vermeidung**
  Emotionaler Rückzug, Gefühlsabstumpfung, Vermeidung von Reizen, die eine Wiedererinnerung an das Trauma hervorrufen könnten
- **Hyperarousal**
  Zustand vegetativer Übererregtheit mit Vigilanzsteigerung, Reizbarkeit/Wutausbrüche, übermäßige Schreckhaftigkeit, Ein- und Durchschlafstörungen, Konzentrationsschwierigkeiten

Des Weiteren besteht eine ausgeprägte Koinzidenz von dissoziativen Störungen mit der Soma-

tisierungsstörung (F45.0). Während der Zusammenhang zwischen den beiden Erkrankungen bei erwachsenen Patienten als gesichert erscheint (Saxe et al. 1993), ist die exakte Definition und Klassifizierung der Somatisierungsstörung in Abgrenzung zu somatoformen Beschwerden und somatoformen Schmerzstörungen bei Kindern und Jugendlichen unzureichend. Im Kindes- und Jugendalter dominieren somatoforme Beschwerden, die häufig mit Schmerzsensationen verbunden sind, die ihrerseits wiederum weder die kategoriale Zuordnung zu einer Somatisierungsstörung noch zu einer anhaltenden somatoformen Schmerzstörung (F45.4) erreichen. Die Somatisierungsstörung wird überwiegend dann bei Kindern und Jugendlichen gestellt, wenn multiple, wiederholt auftretende und häufig wechselnde körperliche Symptome, die oft schon Jahre bestehen, vorliegen.

Am häufigsten sind

- gastrointestinale Beschwerden (Bauchschmerzen, Übelkeit etc.),
- kardiovaskuläre Symptome (Brustschmerzen),
- urogenitale Symptome (Dysurie oder Klagen über die Miktionshäufigkeit),
- Haut- und Schmerzsymptome (Schmerzen in den Gliedern, Extremitäten oder Gelenken) und
- abnorme Hautempfindungen (Jucken, Brennen, Taubheitsgefühl, Ausschlag etc.).

Im klinischen Alltag stellen somatoforme Beschwerden eine Leitsymptomatik der Schulphobie dar, die wiederum häufig mit Trennungsängsten und depressiven Symptomen einhergeht. Eine chronifizierte Somatisierungsstörung (F45.0) bzw. somatoforme Schmerzstörung (F45.4) führt nicht selten – wie die Konversionsstörungen – zu psychosozialen Funktionseinschränkungen und inadäquaten Inanspruchnahmen medizinischer Versorgungssysteme, sodass die für die Konversionsstörung geltenden diagnostischen und therapeutischen Prinzipien auch

**4**

in modifizierter Form auf die große Gruppe der somatoformen Störungen anwendbar sind.

Bei Jugendlichen mit dissoziativen Störungen finden sich auch häufig Störungen der Persönlichkeitsentwicklung, insbesondere Persönlichkeitsstörungen vom emotionalen instabilen Typus, dort gehäuft der Borderline-Typus (F60.31). Diese Persönlichkeitsstörung, deren Diagnose bereits zwischen dem 14. und 16. Lebensjahr bei entsprechend sorgfältiger Diagnosesicherung gestellt werden kann (Behandlungsleitlinien Persönlichkeitsstörungen der AWMF [2009]), zeichnet sich durch ein tiefgreifendes Muster von Instabilität in den Bereichen des Affektes, des Selbstbildes und der zwischenmenschlichen Beziehungen aus. Hinzu kommt ein hohes Maß an Impulsivität, einhergehend mit autoaggressiven Handlungsweisen (Suizidalität, Selbstverletzungsverhalten, Substanzmittelmissbrauch) und häufig unkontrollierbarer Wut.

Nach den diagnostischen Kriterien der ICD-10 (Dilling et al. 1993) müssen vor einer Diagnosestellung einer Borderline-Persönlichkeitsstörung (F60.31) mindestens drei der folgenden Eigenschaften oder Verhaltensweisen erfüllt sein:

— deutliche Tendenz, unerwartet und ohne Berücksichtigung der Konsequenzen zu handeln,
— deutliche Tendenz zu Streitereien und Konflikten mit anderen, vor allem dann, wenn impulsive Handlungen unterbunden oder getadelt werden,
— Neigung zu Ausbrüchen von Wut oder Gewalt mit Unfähigkeit zur Kontrolle explosiven Verhaltens,
— Schwierigkeiten der Beibehaltung von Handlungen, die nicht unmittelbar belohnt werden,
— unbeständige und unberechenbare Stimmung.

Es müssen zusätzlich zwei weitere Eigenschaften und Verhaltensweisen aus den folgenden fünf Bereichen vorliegen:

— Störungen und Unsicherheit bezüglich Selbstbild, Zielen und »inneren Präferenzen« (einschließlich sexueller),
— Neigung, sich in intensive, aber instabile Beziehungen einzulassen, oft mit der Folge von emotionalen Krisen,
— übertriebene Bemühungen, das Verlassen-Werden zu vermeiden,
— wiederholte Drohungen oder Handlungen mit Selbstschädigung,
— anhaltende Gefühle von Leere.

Neben der Erfüllung der spezifischen Diagnosekriterien müssen auch die allgemeinen Kriterien für das Vorliegen einer Persönlichkeitsstörung erfüllt sein (F60; auch Schmeck u. Schlüter-Müller 2009). Bei einer Persönlichkeitsstörung müssen überdauernde innere Erfahrungs- und Verhaltensmuster der Betroffenen vorliegen, die insgesamt deutlich abweichen von kulturell erwarteten, akzeptierten Vorgaben in den folgenden verschiedenen Bereichen:

---

**Kernbereiche der emotional-instabilen Persönlichkeitsstörung vom Borderline-Typus (vgl. Saß et al. 1996)**

— Kognition (d. h. Wahrnehmung und Interpretation von Dingen, Menschen und Ereignissen; Einstellungen und Vorstellungen von sich und anderen)
— Affektivität (Variationsbreite, Intensität und Angemessenheit der emotionalen Ansprechbarkeit und Reaktion)
— Impulskontrolle und Bedürfnisbefriedigung
— Zwischenmenschliche Beziehungen und die Art des Umgangs mit ihnen

Die Abweichung muss so ausgeprägt sein, dass sie in vielen persönlichen und sozialen Situationen unflexibel und unangepasst ist und zu deutlichen psychosozialen Funktionseinschränkungen führt. Ebenso dazu zählen ein persönlicher Leidensdruck sowie der Nachweis, dass die bestehende Abweichung stabil und von langer Dauer ist (Saß et al. 1996).

Bei einer Borderline-Persönlichkeitsstörung bei jugendlichen Patienten das Depersonalisationssyndrom die häufigste komorbide Störung im Bereich der dissoziativen Störungen dar. Da im klinischen Alltag gehäuft eine Mischsymptomatik von selbstschädigenden Verhaltensweisen im Kontext einer Borderline-Persönlichkeitsstörung sowie dissoziativer Symptomatik auftritt, wird hier in einem Exkurs die Bedeutung selbstverletzenden Verhaltens im Kontext einer dissoziativen Symptomatik beleuchtet (▶ »Exkurs 1: Dissoziative Symptomatik und selbstverletzendes Verhalten«).

## Exkurs 1: Dissoziative Symptomatik und selbstverletzendes Verhalten

Repetitive Selbstverletzungen in Form von offenen Selbstbeschädigungshandlungen, wie Sich-Schneiden, Sich-Verbrennen, Sich-Schlagen etc., werden häufig im Zusammenhang dissoziativen Erlebens beobachtet. Die häufig als ausgeprägt beängstigend und quälend erlebten dissoziativen Zustände werden nicht selten zum Ausgangsort selbstschädigender Verhaltensweisen. So kann Selbstverletzung auch als ein Versuch verstanden werden, dissoziative Zustände zu beenden. Jugendliche Patienten berichten häufig im Vorfeld von selbstverletzenden Handlungen, von quälenden Trennungserlebnissen, die von einer massiven Angst vor einer psychotischen oder psychosenahen Desintegration ihres Selbstgefühls und Wahrnehmungen der äußeren Realität (Derealisation) begleitet sind. Darüber hinaus berichten jugendliche Patienten auch im Vorfeld selbstverletzender Handlungen von nicht mehr kontrollierbaren Affektüberschwemmungen und einer verloren gegangenen Fähigkeit zur Selbstberuhigung. Durch den Akt der Selbstverletzung kommt es häufig zu einer Spannungslösung, die zum Teil mit einem nachfolgenden euphorischen Gefühl verbunden ist bzw. auch ausgeprägte interaktionelle Konsequenzen nach sich zieht. Durch diese Konsequenzen (z. B. Aufmerksamkeit/Zuwendung durch Pflegepersonal oder Mitpatienten) selbstverletzenden Verhaltens wird auch in lerntheoretischer Hinsicht die Wiederholungsneigung im Sinne der Repetition selbstverletzenden Verhaltens verständlich. Unter so genannten offenen Selbstbeschädigungshandlungen versteht man Handlungen bei jugendlichen Patienten in Form von Sich-Zufügen von Schnittverletzungen, Verbrennungen, Sich-Schlagen, provozierten Wundheilungsstörungen usw. Diese sind durch eine große Wiederholungsneigung gekennzeichnet und erscheinen nicht durch ein bewusstes suizidales Motiv intendiert, auch wenn es insgesamt zu einer hohen Koinzidenz mit Suizidversuchen kommt. Vorrangig erscheint die selbstverletzende Handlung jedoch als versuchte Affektregulation im Sinne einer Entlastung von Gefühlen der Anspannung, Verzweiflung, Depression oder Selbstentfremdung. Umfassende Darstellungen zum selbstverletzenden Verhaltens bei Jugendlichen finden sich bei Brunner und Resch (2009), Brunner und Schmahl (2012), Kaess (2011) sowie bei Petermann und Winkel (2005).

In Abgrenzung zur offenen Selbstbeschädigungshandlung ist auch die so genannte heimliche Selbstbeschädigung, die artifizielle Störung, zu nennen, die auch häufig mit einem dissoziativen Symptomenkomplex auftritt, zumeist im Kontext einer Borderline-Persönlichkeitsstörung. Es können jedoch auch offene Selbstbeschädigungshandlungen und heimliche gleichermaßen parallel existieren. Bei der artifiziellen Störung wird die Selbstbeschädigung verheimlicht und dient insbesondere der Einnahme und Aufrechterhaltung einer Patientenrolle. Im Mittelpunkt steht die künstliche Erzeugung, Aggravation oder Vortäuschung von körperlichen und/oder psychischen Krankheitssymptomen (Anämien, Wundheilungsstörungen, unklares Fieber etc.). Provoziert werden damit häufig weitere medizinische Eingriffe mit vielfältigen intra- und interpersonellen Konsequenzen (vgl. Eckhardt-Henn A, 1999).

**4**

Bei jugendlichen Patienten mit Selbstschädigungshandlungen sollte generell nach dem Vorliegen dissoziativer Symptome bzw. Syndrome exploriert werden; sie nehmen bei der Evaluation selbstschädigenden Verhaltens einen besonderen Stellenwert ein. Insgesamt sollte die Evaluation bestimmte Bereiche mit einbeziehen.

---

**Evaluation selbstverletzenden Verhaltens (nach Simeon u. Hollander 2001)**

- Vorgeschichte selbstschädigender Handlungen
- Alter bei Beginn, Verlauf, freie Intervalle, Veränderung
- Suizidale Impulse
- Zeitliche Beziehung zu suizidalen Ideen/Verhalten
- Häufigkeit und Art der Selbstbeschädigungen
- Medizinische Komplikationen oder Interventionen
- Motive, emotionale Zustände, Trigger
- Empfinden/Verhalten unmittelbar und später nach der Verletzung
- Zuvor bestehender Drang/Impulsivität
- Dystonizität (Wunsch aufzuhören)
- Kontrolle (erfolgreiches Beenden)
- Analgesie
- Substanzgebrauch vor und während der Handlung
- Familienanamnese selbstschädigenden Verhaltens
- Behandlungserfahrung (psychotherapeutisch und pharmakologisch)

---

Da insbesondere autobiographische Inhalte von Patienten mit dissoziativer Symptomatologie häufig nur bruchstückhaft, widersprüchlich oder ungenau wiedergegeben werden, stellt sich vor allem auch vor dem Hintergrund des Wahrheitsgehaltes traumatischer Ereignisse die Frage nach der Unterscheidung von alltäglichem Vergessen, organisch bedingter oder dissoziativer Amnesie

(vgl. Fiedler 2002). Unter dem Begriff der Quellenamnesie ist dieser Frage systematisch nachgegangen worden – mit der im ► »Exkurs 2: Dissoziative Amnesie, Amnesie und alltägliches Vergessen« zu lesenden Einschätzung.

## 4.3.2 Konversionsstörungen

Ein substanzieller Anteil von Kindern und Jugendlichen mit Konversionsstörungen (12–38 %) weist eine komorbide psychiatrische Störung auf (Jans u. Warnke 1999). Angststörungen und depressive Störungen sind die am häufigsten diagnostizierten komorbiden Störungen. Darüber hinaus sind häufig somatoforme Störungen anzutreffen sowie schulvermeidendes Verhalten (ebd.; Lehmkuhl et al. 1989).

Nach klinischen Beobachtungen besteht eine hohe Komorbidität bei leichtgradigeren Formen dissoziativer Bewegungsstörungen mit einer emotionalen Störung mit Trennungsangst im Kindesalter (F93.0). Das Hauptmerkmal dieser Störung ist die übermäßig ausgeprägte Angst vor der Trennung von zumeist elterlichen Bezugspersonen, an die das Kind besonders gebunden ist (Remschmidt 2005). So stellt das schulvermeidende Verhalten eine nicht seltene Konsequenz aus dieser emotionalen Störung dar. Die anhaltende Besorgnis des Kindes, evtl. auf Dauer von der Hauptbezugsperson getrennt werden zu können (durch den möglichen Verlust solcher Personen), ist ein hervorstechendes Merkmal. Neben der häufig auftretenden Verweigerung, die Schule zu besuchen, besteht jedoch auch häufig eine unangemessene Angst davor, allein oder tagsüber ohne eine Hauptbezugsperson zu Hause zu sein (Remschmidt et al. 2006). Charakteristisch ist auch ein begleitendes wiederholtes Auftreten somatischer Symptome (Übelkeit, Bauchschmerzen, Kopfschmerzen oder Erbrechen) bei Gelegenheiten, die mit einer Trennung oder befürchteten Trennung von einer Hauptbezugsperson verbunden sind.

## Exkurs 2: Dissoziative Amnesie und »false memory syndrome«

Bei der therapeutischen Rekonstruktion von traumatischen Lebensereignissen bei Jugendlichen und Erwachsenen, die zeitweilig nicht oder nur bruchstückhaft erinnert werden konnten, wurde auf die Bedeutung des Konzeptes der Dissoziation für die Nichterinnerbarkeit früherer traumatischer Erfahrungen zurückgegriffen.

Die Dissoziation erscheint gleichermaßen als Schutzfunktion in der Traumabewältigung und als eine Risikobedingung für die Entwicklung psychischer Störungen, sodass die Rekonstruktion traumatischer Erlebnisse auch zur Bedingung erfolgreichen therapeutischen Handelns wird (Fiedler 1999).

Sind traumatische Erfahrungen jedoch nicht erinnerbar, so kann nicht in jedem Fall von einem dissoziativen Prozess gesprochen werden, der verantwortlich ist für die Erinnerungslücken bzw. Amnesien, sondern es kann sich auch um schlichtes Vergessen handeln (ebd.).

Folgende Kennzeichen bei Patienten mit überdauernden dissoziativen Amnesien sind typisch (mod. nach Loewenstein 1991):

- Blackouts oder fehlende chronologische Erinnerungen,
- nicht erinnerbares Verhalten,
- Fuguezustände,
- unerklärliche Gegenstände im eigenen Besitz,
- nicht nachvollziehbare Änderungen in zwischenmenschlichen Beziehungen,
- Fluktuationen in Fähigkeiten, Gewohnheiten und Wissen,

- fragmentarische Erinnerungen über die gesamte Lebensspanne,
- chronisch irrtümliche Identitätserlebnisse
- mikrodissoziative Erlebnisse.

Die Evaluation einer akuten Amnesie macht eine komplette psychiatrische und körperlich-neurologische Diagnostik erforderlich. Neben den vielfältigen psychiatrischen Differenzialdiagnosen müssen vor allem auch spezifische neurologische Erkrankungen, die mit umschriebenen Gedächtnisverlusten einhergehen, beachtet werden, z. B. die posttraumatische Amnesie, die transient globale Amnesie oder Amnesien im Kontext von Anfallserkrankungen. Neben substanzinduzierten Amnesien (Alkohol, Drogen, Sedativa, Narkotika, anticholinerge Substanzen etc.) sind delirante Zustände oder eine beginnende Demenz bei erwachsenen Patienten zu berücksichtigen.

Das Problem der Erzeugung fehlerhafter bis falscher Erinnerungen an traumatische Erlebnisse ist als Begriff des »false memory syndrom« diskutiert worden (Schacter 1999; Fiedler 2004).

Fiedler (2004, S. 56) fasst wichtige Bedingungen für explizites Vergessen und fehlerhafte Erinnerung im Sinne einer so genannten Quellenamnesie zusammen. Fehlende oder fehlerhafte Erinnerungen an traumatische und belastende Ereignisse können sich durch folgende Bedingungen einstellen:

- durch selektive, bewusste (Un-) Aufmerksamkeit während der traumatischen Erfahrung gegenüber Umgebungsreizen, die später unbewusst/autoregulativ konditionierte Ängste und Panik auslösen können;
- durch eine biophysiologisch und stresshormonal begründete Erschwernis oder Behinderung, im Arbeitsgedächtnis (hippocampal) explizite Erinnerungen aufzubauen;
- bei dem Versuch, eigene Ansichten über die Richtigkeit von Erinnerungen im interaktionellen Streit/Diskurs gegenüber anderen durchzusetzen;
- in der Folge wiederholter Erfahrungen, bei denen sich jeweils konkrete Detailerinnerungen zunehmend zu allgemeinen Erfahrungen verdichten;
- wenn bei der narrativen Suche nach Sinn und Bedeutung konkrete und spezifische Erinnerungen zugunsten allgemeiner Bedeutungszusammenhänge verschwimmen;
- beim Nachdenken über traumabedingte Flashbacks/Intrusionen bzw. über bestehende Erinnerungslücken, wenn sich in dieses Nachdenken zunehmend Befürchtungen mischen, was wohl alles an »schrecklichen Dingen« noch passiert ist bzw. hätte passieren können (»worst fear visions«).

**4**

Im Hinblick auf das Vorliegen depressiver Störungen handelt es sich zumeist um leicht- bis mittelgradige (F32.0 bzw. F32.1) depressive Episoden. Charakteristisch ist die überdauernde depressive Stimmung sowie ein Interessens- und Freudverlust in Aktivitäten, die normalerweise angenehm sind, sowie ein verminderter Antrieb oder eine gesteigerte Müdigkeit (Remschmidt et al. 2006). Hinzu kommen

— Beeinträchtigungen des Selbstwertgefühls,
— unbegründete Selbstvorwürfe,
— suizidale Ideen,
— vermindertes Denk- und Konzentrationsvermögen,
— Schlafstörungen und
— ein Appetitverlust (häufig).

Berücksichtigt werden muss auch das evtl. gleichzeitige Vorliegen einer vitalen Beeinträchtigung im Sinne eines somatischen Syndroms mit beispielsweise deutlichem Gewichtsverlust, ausgeprägter psychomotorischer Hemmung oder Agitiertheit oder Früherwachen mit einem Morgentief.

Auch nach epidemiologischen Untersuchungen besteht eine hohe Assoziation zwischen Konversionsstörungen und somatoformen Störungen mit affektiven Störungen (Campo u. Fritsch 1994; Lieb et al. 1998). Angststörungen finden sich besonders häufig bei Patienten auch mit dissoziativen Krampfanfällen (Lancman et al. 1994). Im Hinblick auf komorbide Persönlichkeitsstörungen wurde eine Häufung vom Cluster B (emotional instabile Persönlichkeit) und Cluster C (ängstlich vermeidende Persönlichkeit) bei Jugendlichen und jungen Erwachsenen mit Konversionsstörungen vorgefunden (Jans u. Warnke 1999). Wie bei den dissoziativen Störungen vom Bewusstseinstypus treten ebenso gehäuft Konversionsstörungen bei der Borderline-Persönlichkeitsstörung im Jugendalter auf.

Konversionsstörungen im Kindes- und Jugendalter sind nach klinischen Beobachtungen auch nicht selten verbunden mit einer anhaltenden somatoformen Schmerzstörung (F45.4). Diese gehäuft anzutreffende Kombination bedarf auch besonderer differenzialdiagnostischer (▶ Kap. 5) und therapeutischer (▶ Kap. 6) Überlegungen. Bei einer anhaltend somatoformen Schmerzstörung wird ein andauernder ausgeprägter und quälender Schmerz durch die Betroffenen beschrieben, der durch einen physiologischen Prozess oder eine körperliche Störung nicht vollständig erklärt werden kann (Remschmidt et al. 2006).

Konsequenzen dieser Schmerzäußerungen sind häufig

— beträchtliche Funktionseinschränkungen,
— Veränderungen in der elterlichen Zuwendung und
— Veränderungen in der Art der medizinischen Diagnostik und Betreuung.

Komorbide Schmerzsymptomatiken sind bisher unzureichend empirisch erfasst worden (Eminson 2007) und bedürfen besonderer therapeutischer Überlegungen (▶ Kap. 6). Die gleichzeitig vorliegende Schmerzsymptomatik kann die Remission einer umschriebenen dissoziativen Bewegungsstörung (z. B. partielle Lähmung der Beine) erheblich erschweren und bedarf einer besonderen Berücksichtigung beim therapeutischen Zugang.

Bei Konversionsstörungen können gleichzeitig somatische Erkrankungen vorliegen, die entweder initial bestanden oder weiterhin bestehen, aber nicht das Ausmaß der angetroffenen Funktionseinschränkungen erklären können (z. B. nach einem Minimaltrauma bei einem Fahrradunfall). Nicht selten besteht auch eine Koinzidenz einer neurologischen Erkrankung mit einer dissoziativen Störung, so z. B. bei einer Mischung von dissoziativen Krampfanfällen mit organisch bedingten epileptischen Anfällen (z. B. Grand-mal-Anfällen; zum Problem der somatischen Diagnostik und Differenzialdiagnostik: ▶ Kap. 5).

## 4.4 Testpsychologische und somatische Diagnostik

Die spezifische Diagnostik für die Gruppe der dissozialtiven Bewusstseinsstörungen und der Konversionsstörungen muss in einen gesamtdiagnostischen Prozess eingebettet sein, der neben der Erfassung einer möglichen psychiatrischen Komorbidität auch testpsychologische und körperlich-neurologische Untersuchungsverfahren einschließt.

Bei der diagnostischen Erfassung der häufigsten Störungen im Bereich der dissoziativen Bewusstseinsstörungen, der Depersonalisations- und Derealisationsstörung sowie der dissoziativen Amnesie ist der Untersucher auf den Selbstbericht der Betroffenen angewiesen, der auch psychometrisch durch spezifische Selbstfragebögen erfasst werden kann.

Bei der dissoziativen Fugue und der dissoziativen Identitätsstörung hingegen können zusätzlich auch abnorme Verhaltensmuster in Erscheinung treten, die der Verhaltensbeobachtung zugänglich sind.

Bei einzelnen Störungen aus dem Spektrum der dissoziativen Bewusstseinsstörungen (stuporöse Zustände) ist ein abrupter Wechsel charakteristisch und einer psychometrischen Untersuchung nur schwer zugänglich. Hingegen stellen die Gedächtnissymptome, das Entfremdungserleben und Konfusionen bzw. Alterationen bezüglich der Identität eine häufig überdauernde, auch belastungsunabhängige Dissoziationsneigung dar, die durch psychometrische Instrumente adäquat erfasst werden können.

### 4.4.1 Fremd- und Selbstbeurteilungsskalen

**Dimensionale Erfassungen**

Zur psychometrischen Erfassung dissoziativer Bewusstseinssymptome wurden von der Arbeitsgruppe um Putnam (1997) Selbstberichtsinstrumente zum Einsatz bei Jugendlichen (Adolescent Dissociative Experiences Scale, A-DES [Armstrong et al. 1997]) und Erwachsenen (Dissociative Experiences Scale, DES [Carlson u. Putnam 1993]) entwickelt. Die genannten Selbstfragebögen stellen Screening-Instrumente zur Erfassung dissoziativer Phänomene (ohne eine Erfassung von Konversionsstörungen) dar und sind Bestandteil des Heidelberger Dissoziationsinventars (Brunner et al. 1999).

So bilden diese Screening-Fragebögen sowohl im Jugendlichenalter (A-DES) als auch im Erwachsenenalter (DES) das Kontinuummodell nach dem Verständnis der Arbeitsgruppe von Putnam (1997) und das Gesamtkonstrukt dissoziativer Erlebens- und Verhaltensmuster auf verschiedenen Subskalen ab. Folgende wesentliche Konstrukte werden unterschieden (Putnam 1997; Steinberg 1994):

**Amnesien** Amnesien lassen sich als Lücken im Gedächtnis eines Menschen beschreiben, die Minuten oder auch Jahre beinhalten können und sich überwiegend auf die Erinnerung wichtiger Erlebensereignisse beziehen.

**Depersonalisation** Die Depersonalisation hinterlässt bei den Betroffenen ein Gefühl, von ihrem eigenen Selbst entfernt zu sein, sie fühlen sich fremd oder irreal (»autopsychische Depersonalisation«). Häufig wird auch ein Gefühl der physischen Trennung von Teilen des eigenen Körpers oder eine Entfremdung von Emotionen berichtet, was zu roboterhaftem Empfinden führen kann (»somatopsychische Depersonalisation«).

**Derealisation** Derealisation bedeutet eine Entfremdung von der Umwelt, die als fremd oder irreal wahrgenommen wird. Häufig werden wichtige Bezugspersonen und die eigene alltägliche Umgebung als fremd erlebt.

**Identitätskonfusion** Mit »Identitätskonfusion« bezeichnet man das subjektive Gefühl von Unsicherheiten und Konflikten hinsichtlich der eigenen Person. Betroffene beschreiben einen ständigen inneren Kampf um die eigene innere Ordnung und andere Bilder von Wut, Konflikt oder Gewalt.

**Identitätsalteration** Dieser Begriff meint den Wechsel der Rolle oder Identität einer Person, der auch von außen daran sichtbar wird, dass sich das Verhalten der betroffenen Personen häufig plötzlich verändert.

**Absorption und imaginative Involviertheit** Diese Begriffe beschreiben die Erfahrung im Spiel bzw. in der Phantasietätigkeit, so aufgesogen zu sein, dass die Realitätsprüfung leidet und sich eine Konfusion zwischen Phantasie und Realität entwickelt.

**Passive Beeinflussungserlebnisse/Interferenzerfahrungen** Sie beschreiben den Verlust bzw. die Einschränkung der willentlichen Kontrolle über die eigenen Gefühle, Gedanken, Impulse und Handlungen. Diese Erfahrungen sind von Gefühlen begleitet, als ob die Kontrolle von einer außerhalb der Person stehenden Quelle entzogen wird.

Eine weitere deutschsprachige Bearbeitung der Erwachsenenversion (DES), ergänzt um Fragen zu den dissoziativen Störungen vom Konversionstypus, wurde aus der Arbeitsgruppe von Freyberger et al. (1999) vorgelegt. Zur psychometrischen Erfassung peritraumatischer dissoziativer Zustände wurde ein Selbstberichtsinstrument von Marmar et al. (1994) entwickelt. Zur Erfassung akuter dissoziativer Symptome aus dem Bereich der dissoziativen Bewusstseinsphänomene liegt eine Skala (Dissociation-Tension Scale acute, DSS-acute) von Stiglmayr et al. (2009) vor. Beide letztgenannten Instrumente wurden bisher nur im Erwachsenenbereich angewandt.

Die deutschsprachige Bearbeitung (Skala dissoziativen Erlebens bei Jugendlichen, SDE-J; Brunner et al. 1999) des englischsprachigen Originalfragebogens (A-DES) kommt im Alter von 12 bis 19 Jahren zum Einsatz. Der SDE-J beinhaltet 30 Items und gliedert sich in vier Subskalenbereiche (dissoziative Amnesie, Absorption/imaginative Involviertheit, passive Beeinflussung, Depersonalisation/Derealisation). Des Weiteren kommt eine deutschsprachige Bearbeitung (Brunner et al. 1993) der Fremdbeurteilungsskala »Child Dissociative Checklist« (CDC [Putnam et al. 1993]) bei Kindern im Alter von 6 bis 11 Jahren zur Anwendung.

## Kategoriale Diagnostik

Das Heidelberger Dissoziationsinventar (Brunner et al. 1999) beinhaltet neben der deutschsprachigen Bearbeitung der Selbstfragebögen ein eigens entwickeltes strukturiertes klinisches Interview zur kategorialen Zuordnung dissoziativer Phänomene nach den Diagnosekriterien der ICD-10 (Dilling et al. 1994) und/oder des DSM-IV (Saß et al. 1996). Das klinische Interview ist zum Einsatz ab dem 12. Lebensjahr geeignet und führt neben einer diagnoseübergreifenden Symptomgewichtung zu einer diagnosesichernden kategorialen Zuordnung sämtlicher Störungen, einschließlich der Konversionsstörungen. Auch die Vorrangigkeit der Diagnosen innerhalb der Gruppe der dissoziativen Bewusstseinsstörungen bzw. Konversionsstörungen können nach den Regeln der ICD-10 und/oder DSM-IV mithilfe des Heidelberger Dissoziationsinventars definiert werden (Brunner et al. 1999).

Zur kategorialen Zuordnung dissoziativer Bewusstseinsstörungen nach dem DSM-IV-Konzept liegt die deutschsprachige Bearbeitung des SKID-D (Gast et al. 2000) vor, d. h. des von Steinberg (1994) entwickelten strukturierten klinischen Interviews für dissoziative Bewusstseinsstörungen. Dieses Interview wurde zum Einsatz bei Erwachsenen validiert und fokussiert auf die Depersonalisationsstörung sowie die dissoziative Identitätsstörung.

Neben der Durchführung der spezifischen Testdiagnostik ist häufig eine erweiterte testpsychologische Diagnostik indiziert, insbesondere zur Erfassung der Gesamtintelligenz. Hierbei wird die Anwendung eines differenziellen Intelligenztestes (z. B. Hamburg-Wechsler-Intelligenztest für Kinder; IV) empfohlen.

> ❯ Der Hamburg-Wechsler-Intelligenztest für Kinder ist für den Einsatz von 6 bis 16 Jahren normiert und führt zu einem Gesamtintelligenzquotienten, der sich aus den Leistungen im Bereich des Sprachverständnisses, des wahrnehmungsgebundenen logischen Denkens, des Arbeitsgedächtnisses und der Verarbeitungsgeschwindigkeit zusammensetzt.

Ab dem Alter von 16,0 Jahren ist die Anwendung des Hamburg-Wechsler-Intelligenztests für Erwachsene indiziert. Berücksichtigt werden muss, dass die Aussagekraft der testpsychologischen Diagnostiken durch die aktuelle klinisch-psychiatrische Symptomatik (z. B. depressive Symptomatik) eingeschränkt oder auch durch eine psychopharmakologische Medikation beeinträchtigt sein könnte. Sinnvoll erscheint es auch, bei den Selbstberichtsinstrumenten zusätzlich eine Auswertung auf Einzel-Item-Ebene vorzunehmen. Diese Information könnte als klinische Information sehr wertvoll sein, da sie durch die Mittelung über alle Einzel-Items hinweg verloren ginge. Da durch eine Vielzahl von Faktoren die Validität der Untersuchungsergebnisse bei Selbstberichtsinstrumenten eingeschränkt sein kann, ist eine sorgfältige Auswertung und Betrachtung der Testergebnisse unabdingbar.

## 4.4.2 Körperliche Untersuchung

Die Durchführung einer orientierenden neurologisch-internistischen Untersuchung muss bei sämtlichen kinder- und jugendpsychiatrischen Krankheitsbildern erfolgen. Bei Hinweisen auf eine akute hirnorganische oder internistische Störung ist eine unmittelbare Hinzuziehung der Kolleginnen/Kollegen aus den somatischen Disziplinen unerlässlich. Zu den wichtigsten somatischen Differenzialdiagnosen dissoziativer Störungen vom Bewusstseinstypus sowie vom Konversionstypus zählen die in der folgenden Übersicht angeführten somatischen Erkrankungen.

---

**Übersicht über die wichtigsten somatischen Differenzialdiagnosen bei den dissoziativen Störungen (Brunner et al. 2009)**

**Neurologische Krankheiten**
- Vaskuläre Erkrankungen (z. B. Blutung, Ischämie, Vaskulitis)
- Entzündungen (z. B. Meningoenzephalitis)
- Multiple Sklerose
- Myasthenia gravis
- Degenerative Erkrankungen der Basalganglien
- Polyneuropathien
- Myopathien
- Epilepsien (z. B. idiopathische Formen mit Absencen, Temporallappenepilepsie, nonkonvulsiver Status, postiktualer Dämmerzustand)
- Intrakranielle Raumforderungen (z. B. Gliome oder Metastasen)
- Guillain-Barré-Syndrom
- Transitorisch Globale Amnesie
- Migräne

**Internistische Erkrankungen**
- Diabetische Ketoazidose
- Porphyrie
  ▼

**4**

- Morbus Addison
- Hepatische und renale Enzephalopathie

**Toxikologische und pharmakogene Verursachungen bzw. Störungen durch psychotrope Substanzen**
- Drogenintoxikationen (z. B. LSD, Haschisch, Ecstasy, Kokain, Heroin, Halluzinogene)
- Alkoholintoxikationen

- Psychopharmaka (z. B. Benzodiazepine, Barbiturate)
- Andere Medikamente (z. B. Glukokortikoide, Scopolamin und weitere Anticholinergika, Narkotika, Antikonvulsiva, Beta-Blocker)
- Medikamentös bedingte extrapyramidale Symptome

Grundsätzlich ist eine zügige und vollständige, aber prioritätengeleitete somatische Untersuchung zum Ausschluss körperlich-neurologischer Erkrankungen erforderlich, die auch der Angstreduktion beim Patienten und den Angehörigen dient sowie zur Vermeidung Wiederholung körperlicher Untersuchungen zu einem späteren Zeitpunkt (Brunner u. Resch 2008). So lassen sich häufig in der klinischen Untersuchung bereits dissoziative Störungen von neurologischen Erkrankungen dadurch abgrenzen, dass sie nicht den morphologischen oder funktionellen anatomischen Bedingungen entsprechen (z. B. nicht in den Dermatomen entsprechenden Sensibilitätsstörungen; Lähmungen erstrecken sich häufig nur über ein Gelenk, Schutzreflexe sind erhalten etc.). Fluktuationen, Verstärkungen in emotional belastenden Situationen sowie Besserung unter Ablenkung sind typische Charakteristiken, insbesondere beim Konversionstypus (Egle u. Ecker-Egle 1998). Auch die nicht seltene Koinzidenz einer neurologischen Erkrankung mit einer dissoziativen Störung, z. B. bei einer Mischung von dissoziativen Krampfanfällen mit organisch bedingten epileptischen Anfällen, macht eine umfassende diagnostische Einschätzung erforderlich (Reuber u. Bauer 2003).

Im Folgenden werden die klinischen Charakteristiken, die eine Differenzialdiagnose von neurologischen Erkrankungen unterstützen, für die zwei am häufigsten im Kindes- und Jugendlichenalter auftretenden Konversionsstörungen detailliert beschrieben.

## Dissoziative Bewegungsstörungen

Merkmale organisch bedingter Bewegungsstörungen äußern sich in Atrophien, Tonusdifferenzen, Reflexdifferenzen, pathologischen EMG-Befunden. Pathologische Werte der Muskelenzyme und zeichnen sich durch einen unauffälligen Sensibilitätsbefund aus. Dahingegen sind bei den dissoziativen Bewegungsstörungen andere klinische Merkmale anzutreffen (Egle u. Ecker-Egle 1998).

## Dissoziative Krampfanfälle

Zur Unterstützung der Differenzialdiagnose zwischen dissoziativen und generalisiert tonischklonischen Anfällen sollten spezifische anamnestische Fakten sowie iktuale Beobachtungen berücksichtigt werden (Reuber u. Bauer 2003; ◘ Tab. 4.1 und ◘ Tab. 4.2).

Neben einem sehr selten auftretenden Zungenbiss bei dissoziativen Krampfanfällen wird auch sehr selten ein Einnässen und Einkoten beobachtet, was wiederum häufiger bei generalisierten epileptischen Anfällen auftreten kann. Bei jugendlichen Patienten mit dissoziativen Krampfanfällen und einer zusätzlich vorliegenden ausgeprägten Störung der Persönlichkeitsentwicklung, häufig einer Borderline-Per-

## Klinische Merkmale der dissoziativen Bewegungsstörungen (nach Egle u. Ecker-Egle 1998)

- Die Lähmung orientiert sich am Körperbild des Patienten.
- Die Lähmung erstreckt sich nur über ein Gelenk.
- Kein Versuch der Bewegungsausführung bei Aufforderung.
- Gleichzeitige Aktivierung von agonistischen und antagonistischen Muskelgruppen.
- Beim Halten und anschließenden plötzlichen Loslassen fällt die Extremität nicht sofort herab (wie bei der organischen Lähmung) und lässt so eine Tonisierung erkennen.

- Die Schutzreflexe sind erhalten (z. B. Arm fällt beim Loslassen nicht auf das Gesicht).
- Ein betroffener Arm macht beim Herabfallen nicht die normalerweise vorhandene Supinationsbewegung.
- Bei der psychogenen Paraplegie fehlen Spastizität, Pyramidenbahnzeichen, Blasen- und Mastdarmstörungen. Die Reflexe sind erhalten.

**◘ Tab. 4.1** Differenzialdiagnostik dissoziativer und epileptischer Anfälle: Anamnestische Fakten (Reuber u. Bauer 2003)

| Beobachtung | Psychogen | Epileptisch |
|---|---|---|
| Manifestation vor 10. Lebensjahr | Ungewöhnlich | Häufig |
| Veränderung der Anfallssemiologie | Gelegentlich | Selten |
| Verschlechterung der Antikonsulviva | Gelegentlich | Selten |
| Anfälle in Gegenwart von Ärzten | Häufig | Ungewöhnlich |
| Rezidivierender Anfallsstatus | Nicht selten | Selten |
| Multiple unerklärte körperliche Beschwerden | Häufig | Selten |
| Multiple Operationen und invasive Untersuchungen | Häufig | Selten |
| Psychiatrische Behandlung | Häufig | Selten |
| Sexueller und physischer Missbrauch | Häufig | Selten |
| Manifestation vor 10. Lebensjahr | Ungewöhnlich | Häufig |

**◘ Tab. 4.2** Differenzialdiagnostik dissoziativer und epileptischer Anfälle: Iktuale Beobachtungen (Reuber u. Bauer 2003)

| Beobachtung | Psychogen | Epileptisch |
|---|---|---|
| Situationsabhängiger Beginn | Nicht selten | Selten |
| Allmählicher Beginn | Nicht selten | Selten |
| Durch Stimuli auslösbar | Gelegentlich | Selten |
| Undulierende motorische Aktivität | Häufig | Sehr selten |
| Asynchrone Arm- und Beinbewegungen | Häufig | Ungewöhnlich |
| Zielgerichtete Bewegungen | Gelegentlich | Sehr selten |
| Rhythmische Beckenbewegungen | Gelegentlich | Selten |
| Opisthotonus, »Arc de cercle« | Gelegentlich | Sehr selten |
| Kopfschütteln | Häufig | Selten |
| Biss auf die Zungenspitze | Gelegentlich | Sehr selten |
| Iktuale prolongierte Atonie | Gelegentlich | Sehr selten |
| Iktuales Weinen | Gelegentlich | Sehr selten |
| Geschlossener Mund bei scheinbar tonischem Anfall | Gelegentlich | Sehr selten |
| Vokalisierung bei tonisch-klonischen Bewegungen | Gelegentlich | Sehr selten |
| Lidschluss | Sehr häufig | Selten |
| Anfallsdauer > 2 min | Häufig | Sehr selten |
| Widerstand bei Augenöffnung | Häufig | Sehr selten |
| Erhaltener Pupillenreflex | Sehr häufig | Ungewöhnlich |
| Reaktivität bei scheinbarer Bewusstlosigkeit | Gelegentlich | Sehr selten |
| Fehlende Zyanose bei prolongiertem Anfall | Häufig | Selten |
| Schnelle postiktuale Reorientierung | Häufig | Ungewöhnlich |

sönlichkeitsstörung, sind diese Phänomene jedoch auch zu beobachten und eignen sich daher nur bedingt zur differenzialdiagnostischen Unterscheidung.

Die Ableitung eines EEGs bei gleichzeitiger dokumentierter bildhafter Aufzeichnung (Video-EEG) des Bewegungsmusters führt im Allgemeinen zur differenzialdiagnostischen Sicherheit. Charakteristisch ist auch ein dysrhythmisches Bewegungsmuster in der klonischen Phase bei dissoziativen Anfällen bei gleichzeitigem Vorliegen eines normalen EEG-Befundes. Auch zeigt sich bei dissoziativen Krampfanfällen charakteristischerweise der Prolaktinspiegel 15–30 Minuten nach dem Anfall im normalen Referenzbereich; jedoch sind auch Anfallserkrankungen mit unverändertem Prolaktinspiegel bekannt, sodass dies kein ausreichendes differenzialdiagnostisches Kriterium ist.

## 4.5    Weitergehende Diagnostik

In vielen Fällen hat sich eine erweiterte Diagnostik im Hinblick auf die familiären Beziehungen und das Vorliegen belastender Lebensereignisse sowie eine erweiterte psychopathologische Befunderhebung zur genaueren Erfassung insbesondere der komorbiden Störungen und Begleitsymptomatiken bewährt. Zur Erfassung der Bindungsqualität, des Erziehungsverhaltens, der familiären Atmosphäre und der Geschwisterbeziehungen eignen sich verschiedene Inventare zur Familiendiagnostik. Die Erfassung belastender Lebensereignisse wird grundsätzlich vorgenommen über die Achse V des Multiaxialen Klassifikationsschemas (Remschmidt et al. 2006). Auch stellt die deutschsprachige Bearbeitung des »Childhood Experiences of Care and Abuse Questionnaire« (Kaess et al. 2011) eine gute Möglichkeit dar, sowohl in Fragebogen- als auch Interviewform nach wesentlichen Merkmalen der Eltern-Kind-Beziehung sowie dem Vorliegen traumatischer Lebensereignisse zu fragen.

Bei dem Verdacht auf Vorliegen einer Komorbidität mit somatoformen Beschwerden/Störungen eignet sich der Gießener Beschwerdefragebogen als Selbstberichtsinstrument für das Kindes- und Jugendalter (Barkmann u. Brähler 2009). Zur kategorialen Erfassung der Symptomatik im Sinne der ICD-10-Diagnosen und/oder DSM-IV-Klassifikation eignen sich strukturierte klinische Interviews wie das Kiddie-Sads (Delmo et al. 2000) sowie das Diagnostiksystem für psychische Störungen im Kindes- und Jugendalter nach ICD-10 und DSM-IV (Döpfner u. Lehmkuhl 2003). Beide Interviews erfassen keine dissoziativen Störungen, sondern sind geeignet, das Vorliegen möglicher komorbider psychiatrischer Diagnosen zu sichern.

## 4.6    Entbehrliche Diagnostik

Als entbehrlich betrachtet werden kann bei bereits erfolgtem Ausschluss somatischer Erkrankungen die Wiederholung intrusiver somatischer Untersuchungen, da diese mit der Gefahr der iatrogenen Schädigung und der Chronifizierung des bisherigen Krankheitsverständnisses verbunden wäre. Bei unzureichender diagnostischer Sicherheit oder auch aus psychologischen Gründen kann im Rahmen eines Gesamtbehandlungsplans eine Wiederholung von nichtinvasiven somatischen Verlaufsuntersuchungen indiziert sein.

## Literatur

Armstrong JG, Putnam FW, Carlson EB, Libero DZ, Smith SR (1997) Development and validation of a measure of adolescent dissociation: The adolescent dissociative experiences scale. Journal of Nervous and Mental Disease 185(8): 491–497

Barkmann C, Brähler E (2009) Gießener Beschwerdefragebogen für Kinder und Jugendliche (GBB-KJ). Huber, Bern

Briere J, Scott C, Weathers F (2005) Peritraumatic and persistent dissociation in the presumed etiology of PTSD. American Journal of Psychiatry 162: 2295–2301

Brunner R, Resch F (2008) Dissoziative und somatoforme Störungen. In: Herpertz-Dahlmann B, Resch F, Schulte-Markwort M, Warnke A (Hrsg) Entwicklungspsychiatrie. Biopsychologische Grundlagen und die Entwicklung psychischer Störungen, 2. Aufl. Schattauer, Stuttgart, S 940–968

Brunner R, Resch F (2009) Borderline-Störungen und selbstverletzendes Verhalten bei Jugendlichen, 2. Aufl. Vandenhoeck & Ruprecht, Göttingen

Brunner R, Resch F, Parzer P, Koch E (1999) Heidelberger Dissoziations-Inventar (HDI). Pearson Assessment, Frankfurt a. M.

Brunner R, Resch F, Spitzer C, Freyberger HJ (2009) Dissoziative Störungen. In: Fegert JM, Streeck-Fischer A, Freyberger HJ (Hrsg) Adoleszenzpsychiatrie. Schattauer, Stuttgart

Brunner R, Schmahl C (2012) Nicht-suizidale Selbstverletzung (NSSV) bei Jugendlichen und jungen Erwachsenen. Kindheit und Entwicklung 21: 5–15

Campo JV, Fritsch SL (1994) Somatization in children and adolescents. Journal of the American Academy of Child and Adolescent Psychiatry 33(9): 1223–1235

Campo JV, Fritz GK (2001) A management model for pediatric somatization. Psychosomatics 42: 467–476

Carlson EB, Putnam FW (1993) An update on the Dissociative Experiences Scale. Dissociation 6: 16–27

Carlson ML, Archibald DJ, Gifford RH, Driscoll CL (2011) Conversion disorder: a missed diagnosis leading to cochlear reimplantation. Otol Neurotol 32: 36–38

Delmo C, Weiffenbach O, Gabriel M, Poustka F (2000) Kiddie-Sads-Present and Lifetime Version (K-SADS-PL). 3. Aufl. der Deutsche Forschungsversion. Klinik für Psychiatrie und Psychotherapie des Kindes- und Jugendalters der Universität Frankfurt, Frankfurt a. M.

DGKJP (Hrsg) (2007) Leitlinien zu Diagnostik und Therapie von psychischen Störungen im Säuglings-, Kindes- und Jugendalter, 3. Aufl. Deutscher Ärzte-Verlag, Köln

Dilling H, Mombour W, Schmidt MH (Hrsg) (1993) Internationale Klassifikation psychischer Störungen: ICD-10, Kapitel V (F); Klinisch-diagnostische Leitlinien der WHO, 2., korr. Aufl. Huber, Bern

Dilling H, Mombour W, Schmidt MH, Schulte-Markwort E (Hrsg) (1994) Internationale Klassifikation psychischer Störungen: ICD-10, Kapitel V (F); Forschungskriterien. Huber, Bern

Döpfner M, Lehmkuhl G (2003) DiSYPS-KJ. Diagnostik-System für psychische Störungen im Kindes- und Jugendalter. Verlag Hans Huber, Bern

Eckhardt-Henn A (1999) Artifizielle Störungen und Münchhausen Syndrom. Psychother Psychosom Med Psychol 49: 75–89

Eggers C, Fegert J, Resch F (Hrsg) (2004) Psychiatrie und Psychotherapie des Kindes- und Jugendalters. Springer, Berlin Heidelberg New York Tokyo

Egle UT, Ecker-Egle M-L (1998) Psychogene Störungen in der Neurologie. Dissoziative und Konversionsstörungen. Psychotherapeut 43: 247–261

Eminson DM (2007) Medically unexplained symptoms in children and adolescents. Clin Psychol Rev 27: 855–871

Espay AJ, Goldenhar LM, Voon V, Schrag A, Burton N, Lang AE (2009) Opinions and clinical practices related to diagnosing and managing patients with psychogenic movement disorders: An international survey of movement disorder society members. Movement Disorders 24: 1366–1374

Fiedler P (1999) Dissoziative Störungen und Konversion. Beltz Psychologie Verlags Union, Weinheim

Fiedler P (2002) Dissoziative Störungen. Fortschritte der Psychotherapie. Hogrefe, Göttingen

Fiedler P (2004) Erinnerung, Vergessen und Dissoziation – neuro- und kognitionspsychologische Perspektiven. In: Eckhardt-Henn A, Hoffmann SO (Hrsg) Dissoziative Bewusstseinsstörungen. Schattauer, Stuttgart, S 46–59

Freyberger HJ, Spitzer C, Stieglitz RD (1999) Fragebogen zu dissoziativen Symptomen (FDS): Deutsche Adaptation der Dissociative Experiences Scale (DES). Huber, Bern

Gast U, Oswald T, Zündorf F, Hofmann A (2000) Strukturiertes Klinisches Interview für Dissoziative Störungen (SKID-D). Hogrefe, Göttingen

Herpertz SC et al. (2009) Persönlichkeitsstörungen, Bd 1. S2 Praxisleitlinien in Psychiatrie und Psychotherapie. AWMF Steinkopff Verlag

Jans T, Warnke A (1999) Der Verlauf dissoziativer Störungen im Kindes- und Jugendalter – Eine Literaturübersicht. Zeitschrift für Kinder- und Jugendpsychiatrie 27: 139–150

Kaess (2011) Selbstverletzendes Verhalten bei Jugendlichen. Beltz Psychologie Verlags Union, Weinheim (im Druck)

Kaess M, Parzer P, Mattern M, Resch F, Bifulco A, Brunner R (2011) Childhood Experiences of Care and Abuse (CECA) – Validierung der Validierung der deutschen Version des Fragebogens sowie des korrespondierenden Interviews zur Erhebung belastender Kindheitserlebnisse im familiären Rahmen. Z Kinder Jugendpsychiatr Psychother 39: 243–252

Lancman ME, Asconape JJ, Graves S, Gibson PA (1994) Psychogenic seizures in children: Long-term analysis of 43 cases. Journal of Child Neurology 9: 498–502

Lehmkuhl G, Blanz B, Lehmkuhl U et al. (1989) Conversion disorder (DSM-III 300.11): symptomatology and course in childhood and adolescence. European Archives of Psychiatry and Neurological Sciences 238: 155–160

Lieb R, Mastaler M, Wittchen H-U (1998) Gibt es somatoforme Störungen bei Jugendlichen und jungen Erwachsenen? Erste epidemiologische Befunde der Untersuchung einer bevölkerungsrepräsentativen Stichprobe. Verhaltenstherapie 8: 81–93

Loewenstein RJ (1991) An office mental status examination for chronic complex dissociative symptoms and multiple personality disorder. Psychiatric Clinics of North America 14: 567–604

Maisami M, Freeman JM (1987) Conversion reactions in children as body language: a combined child psychiatry/neurology team approach to the management of functional neurologic disorders in children. Pediatrics 80(1): 46–52

Marmar CR, Weiss DS, Schlenger WE, Fairbank JA, Jordan BK, Kulka RA, Hough RL (1994) Peritraumatic dissociation and posttraumatic stress in male Vietnam theater veterans. Am J Psychiatry 151: 902–907

Petermann F, Winkel S (2005) Selbstverletzendes Verhalten: Erscheinungsformen, Ursachen und Interventionsmöglichkeiten. Hogrefe, Göttingen

Putnam FW (1997) Dissociation in Children and Adolescents. A Developmental Perspective. Guilford, New York

Putnam FW, Helmers K, Trickett PK (1993) Development, reliability and validity of a child dissociation scale. Child Abuse and Neglect 17: 731–741

Remschmidt H (2005) Konversionsstörungen und dissoziative Störungen. In: Remschmidt H (Hrsg) Kinder- und Jugendpsychiatrie, 3. Aufl. Stuttgart, Thieme

Remschmidt H, Schmidt MH, Poustka F (2006) Multiaxiales Klassifikationsschema für psychische Störungen des Kindes- und Jugendalters nach ICD-10 der WHO, 5. Aufl. Huber, Bern

Resch F (1999) Entwicklungspsychopathologie des Kindes- und Jugendalters, 2. Aufl. Beltz Psychologie Verlags Union, Weinheim

Reuber M, Bauer J (2003) Psychogene nichtepileptische Anfälle. Deutsches Ärzteblatt 30: 2013–2018

Rüger U (1987) Fehldiagnose »Psychosomatische Erkrankung«. Praxis der Psychotherapie und Psychosomatik 32: 12–20

Saß H, Wittchen H-U, Zaudig M (Hrsg) (1996) Diagnostisches und Statistisches Manual Psychischer Störungen DSM-IV. Deutsche Bearbeitung des Diagnostic and Statistical Manual of Mental Disorders der American Psychiatric Association. Hogrefe, Göttingen

Saxe GN, van der Kolk BA, Berkowitz R, Chinman G, Hall K, Lieberg G, Schwartz J (1993) Dissociative disorders in psychiatric inpatients. American Journal of Psychiatry 150: 1037–1042

Schacter DL (1999) Searching for memory: The brain, the mind, and the past. Basic Books, New York

Schmeck K, Schlüter-Müller S (2009) Persönlichkeitsstörungen im Jugendalter. Springer, Berlin Heidelberg New York Tokyo

Sharpe M, Carson A (2001) »Unexplained« somatic symptoms, functional syndromes, and somatization: Do we need a paradigm shift? Annals of Internal Medicine 134: 926–930

Simeon D, Hollander E (2001) Self-injurious behaviors: assessment and treatment. American Psychiatric Publishing, Washington, DC

Spitzer C, Barnow S, Freyberger HJ, Grabe HJ (2007) Pathologische Dissoziation – ein sinnvolles Konzept? Trauma & Gewalt 1: 34–44

Steinberg M (1994) Structured clinical interview for DSM-IV dissociative disorders (SCID-D-R). American Psychiatric Press, Washington, DC

Stiglmayr CE, Braakmann D, Haaf B, Stieglitz RD, Bohus M (2003) Entwicklung und psychometrische Charakteristika der Dissoziations-Spannungs-Skala-akut (DSS-akut). Psychotherapie, Psychosomatik und Medizinische Psychologie 53: 287–294

Stone J, Smyth R, Carson A, Lewis S, Prescott R, Warlow C, Sharpe M (2005) Systematic review of misdiagnosis of conversion symptoms and »hysteria«. Br Med J 331: 989–995

Stone J, Smyth R, Carson A, Warlow C, Sharpe M (2006) La belle indifference in conversion symptoms and hysteria: systematic review. British Journal of Psychiatry 188: 204–209

# Unterscheiden ist wichtig: Differenzialdiagnose und multiaxiale Bewertung

## 5.1    Weitere diagnostische Leitfragen

Die diagnostische Leitfrage lautet: Bestehen weitere Störungen und Belastungen entsprechend den Achsen II bis V des Multiaxialen Klassifikationssystems (MAS)?

Nach Abschluss der auf die Leitsymptomatik ausgerichteten Diagnostik, die zu einer Diagnosesicherung im Sinne eines Erfassens eines klinisch-psychiatrischen Syndroms (ICD-10) führt, sind zur Erfassung möglicher komorbider Diagnosen grundsätzlich weitere diagnostische Klärungen erforderlich. Darüber hinaus erfolgt eine so genannte multiaxiale Bewertung nach dem Multiaxialen Klassifikationssystem (Remschmidt et al. 2006). So stellt sich diagnostische Leitfrage, ob weitere Störungen und Belastungen entsprechend den Achsen II bis V des Multiaxialen Klassifikationssystems vorliegen. Das Multiaxiale Klassifikationssystem beinhaltet zu umfassenden Beschreibungen kinder- und jugendpsychiatrischer Krankheitsbilder die Achsen I bis VI.

---

**Die Achsen des Multiaxialen Klassifikationssystems (nach Remschmidt et al. 2006)**

- Achse I: Klinisch-psychiatrisches Syndrom
- Achse II: Spezifische Entwicklungsstörungen
- Achse III: Intelligenzniveau
- Achse IV: Somatische Bedingungen/ Erkrankungen
- Achse V: Abnorme psychosoziale Umstände
- Achse VI: Das allgemeine Niveau der psychosozialen Anpassung

---

## 5.2    Identifizierung weiterer Störungen und Belastungen

### 5.2.1    Achse II des MAS: Umschriebene Entwicklungsstörungen

Mit Ausnahme der tiefgreifenden Entwicklungsstörungen (F84), die der Achse I der MAS zugeordnet sind und im Wesentlichen die autistischen Störungen erfassen, entspricht das Kapitel F8 der ICD-10 der MAS-Achse II (umschriebene Entwicklungsstörungen). Auf dieser Achse II werden in den meisten Fällen Einschränkungen oder Verzögerungen in der Entwicklung der Sprache, der visuell-räumlichen Fertigkeiten und der Bewegungskoordination vorgenommen (Remschmidt et al. 2006).

Als relevante umschriebene Entwicklungsstörungen gelten
- umschriebene Entwicklungsstörungen der Sprache (F80),
- expressive Sprachstörungen (F80.0),
- rezeptive Sprachstörungen (F80.1).

Umschriebene Entwicklungsstörungen schulischer Fertigkeiten (F81) sind
- Lese- und Rechtschreibstörung (F81.0),
- isolierte Rechtschreibstörung (F81.1),
- Rechenstörung (F81.2),
- kombinierte Störung schulischer Fertigkeiten (F81.3).

Für diese Entwicklungsstörung ist eine familiäre Häufung charakteristisch, und vermutlich spielen genetische Faktoren eine wichtige Rolle in der Ätiologie vieler dieser Störungen (Remschmidt et al. 2006).

Weisen Kinder und Jugendliche zusätzlich zur Achse I umschriebene Entwicklungsstörungen auf, so ist die Entwicklung insgesamt erschwert, wie z. B. auch die Bewältigung von Achse-I-Störungen. So belastet beispielsweise das Vorliegen einer Lese- und Rechtschreibstörung den Schulerfolg, der wiederum selbstwertmindernde Konsequenzen haben kann, mit einer nachfolgenden Verstärkung einer vorliegenden emotionalen Störung (z. B. einer depressiven Störung). Somit gilt das Vorliegen einer möglichen Störung auf der Achse II bei Kindern und Jugendlichen mit einer dissoziativen Bewusstseinsstörung oder Konversionsstörung als eine zusätzliche Belastung, die sich auch aggravierend auf die psychosoziale Anpassungsfähigkeit auswirken könnte. Studien, die auf ein gehäuftes Auftreten umschriebener Entwicklungsstörungen bei den dissoziativen Störungen und Konversionsstörungen hindeuten könnten, liegen nicht vor. Das mögliche Vorliegen einer umschriebenen Entwicklungsstörung könnte jedoch eine aufrechterhaltende oder aggravierende Bedingung für die klinisch-psychiatrische Leitsymptomatik darstellen.

### 5.2.2 Achse III des MAS: Intelligenzniveau

Die Achse III des MAS dokumentiert das Intelligenzniveau in den Kategorien der ICD-10 (F70–F79). Der Grad des Intelligenzniveaus im normativen Bereich und im Bereich der Lernbehinderung wird nicht als separate Kategorie in der ICD-10 aufgeführt.

> ❯ Der Intelligenzquotient bei der Lernbehinderung liegt zwischen 70 und 84, bei der leichten Intelligenzminderung zwischen 50 und 69 (F70) und bei einer mittelgradigen Intelligenzminderung zwischen 35 und 49 (F71).

Nach einer ersten Einschätzung des Intelligenzniveaus durch den Untersucher, die sich dabei sowohl auf den eigenen klinischen Eindruck sowie auf anamnestische Informationen (Schulerfolg etc.) bezieht, sollten zur Überprüfung des exakten Intelligenzniveaus differenzielle Intelligenztests durchgeführt werden. Aus klinischen Beobachtungen ist bekannt, dass z. B. das Vorlie-

gen einer Lernbehinderung die Therapie bei Jugendlichen mit dissoziativen Krampfanfällen oder dissoziativen Bewusstseinsstörungen im Kontext einer Borderline-Persönlichkeitsstörung mit ausgeprägt selbstdestruktivem Verhalten erheblich erschwert und diese Fälle ungünstigere Verläufe aufweisen. Bei dem Vorliegen einer Intelligenzminderung kommen im Rahmen des Gesamtbehandlungskonzeptes vermehrt Behandlungselemente zum Tragen, die eher symptom- statt einsichtsorientiert sind.

Insgesamt ist auch eine mögliche Einschränkung der Validität der Intelligenzuntersuchungen zu berücksichtigen, die aus einer »funktionellen Intelligenzbeeinträchtigung« besteht (aufgrund der Beeinträchtigung durch eine psychiatrische Erkrankung per se). Bei Patienten mit chronischen dissoziativen Bewusstseinsstörungen wurden häufiger überdauernde globale Intelligenzeinschränkungen beobachtet (»Pseudo-Debilität«), die jedoch nach einer Therapie rückläufig waren.

### 5.2.3 Achse IV des MAS: Körperliche Symptomatik

Auf der Achse IV werden körperliche Erkrankungen aus den anderen Kapiteln der ICD-10 klassifiziert, die gleichzeitig mit einer psychischen Störung vorliegen, unabhängig davon, ob sie mit ihr zusammenhängen oder nicht (MAS, Remschmidt et al. 2006). Da durch das Erleben einer körperlichen Erkrankung akuter oder chronischer Natur besondere Anpassungsleistungen für das Kind bzw. den Jugendlichen erforderlich sind, soll dieser Umstand hier besonders berücksichtigt werden.

Insbesondere die Konversionsstörungen, die unmittelbar nach einem Minimaltrauma oder einer beispielsweise unfallbedingten Verletzung auftreten, das Ausmaß der Funktionsstörungen jedoch nicht auf die körperliche Grunderkrankung zurückzuführen ist, bedürfen hier der besonderen Beachtung. Die nicht seltene Koinzidenz einer neurologischen Erkrankung mit einer dissoziativen Störung, z. B. bei einer Mischung von dissoziativen Krampfanfällen mit organisch bedingten epileptischen Anfällen, macht eine besondere Beachtung des Vorliegens einer körperlichen Erkrankung nachvollziehbar.

### 5.2.4 Achse V des MAS: Assoziierte aktuelle abnorme psychosoziale Umstände

Auf der Achse V werden psychosoziale Belastungen klassifiziert – unabhängig davon, ob sie in einem ursächlichen Zusammenhang mit einer psychischen Störung stehen oder nicht. Der Untersucher erfasst nur höchstens ein halbes Jahr zurückliegende abnorme psychosoziale Umstände. Damit werden anamnestisch ältere Daten nicht mit einbezogen.

Da Patienten mit dissoziativen Störungen häufig Vorgeschichten mit gravierenden psychosozialen Belastungen aufweisen, die zum Teil mehrere Jahre zurückliegen und weiterhin im Zusammenhang mit der Aufrechterhaltung der Störung stehen, ist der Untersucher angehalten, diese in der Anamneseerhebung zu dokumentieren, auch wenn länger zurückliegende Belastungen definitionsgemäß nicht auf der V. Achse klassifiziert werden. Auf den Zusammenhang dissoziativer Störungen mit dem Vorliegen abnormer psychosozialer Umstände wurde bereits in ▶ Kap. 4 hingewiesen. Hier sollen jedoch spezifische Leitfragen formuliert werden, die einzelne Belastungsumstände betreffen und mit den Unterteilungen auf der V. Achse korrespondieren.

Bei Jugendlichen mit ausgeprägten dissoziativen Bewusstseinsstörungen im Kontext mit Persönlichkeitsentwicklungsstörungen stellen emotionale Vernachlässigung, unempathische Eltern-Kind-Beziehung und feindliche Ablehnung durch elterliche Bezugspersonen wesentliche Inhalte in Abschnitt I dar. Eine Vorgeschichte an körperlicher Kindesmisshandlung oder sexuellen Missbrauchs wird auch gehäuft in Familien von Kindern und Jugendlichen insbesondere mit schwer chronifizierten dissoziativen Störungen oder Konversionsstörungen angetroffen. Körperliche Misshandlung sowie sexueller Missbrauch innerhalb der Familie werden auch in Abschnitt I erfasst. Wird das Vorliegen von psychiatrischen Erkrankungen bei einem Elternteil festgestellt, werden insbesondere ausgeprägte Formen dissoziativer Bewusstseinsstörungen bei Jugendlichen gehäuft beobachtet. Die elterlichen Erkrankungen sind:

- Missbrauch oder Abhängigkeit von Alkohol oder Drogen,
- Persönlichkeitsstörungen (zumeist Borderline-Persönlichkeitsstörung oder antisoziale Persönlichkeitsstörung),
- aggressiv-impulsive Verhaltensweisen elterlicher Bezugspersonen.

### 5.2.5 Achse VI des MAS: Globale Beurteilung des psychosozialen Funktionsniveaus

Auf der Achse VI wird das globale Funktionsniveau beurteilt, das dem Zustand des Patienten bei der diagnostischen Untersuchung zum Zeitpunkt des Behandlungsbeginns entspricht, um damit auch Verlaufsuntersuchungen zu ermöglichen. Eingeschätzt wird das Funktionsniveau im Hinblick auf die familiären Beziehungen oder auf Beziehungen zu Gleichaltrigen, die Bewältigung von Leistungsanforderungen in Schule und Beruf sowie bezüglich Interessen und selbst gewählten Freizeitaktivitäten. Die Skala reicht von einer Kodierung von 1 für das höchste Funktionsniveau bis 9 für das niedrigste Funktionsniveau.

**Achse V des Multiaxialen Klassifikationssytems (Remschmidt et al. 2006):**
**Assoziierte aktuelle abnorme psychosoziale Umstände**

- **1. Abnorme intrafamiliäre Beziehungen**
- 1.0 Mangel an Wärme in der Eltern-Kind-Beziehung
- 1.1 Disharmonie in der Familie zwischen Erwachsenen
- 1.2 Feindliche Ablehnung oder Sündenbockzuweisung gegenüber dem Kind
- 1.3 Körperliche Kindesmisshandlung
- 1.4 Sexueller Missbrauch (innerhalb der Familie)
- **2. Psychische Störungen, abweichendes Verhalten oder Behinderung in der Familie**
- 2.0 Psychische Störung/abweichendes Verhalten eines Elternteils
- 2.1 Behinderung eines Elternteils
- 2.2 Behinderung der Geschwister
- **3. Inadäquate oder verzerrte intrafamiliäre Kommunikation**
- **4. Abnorme Erziehungsbedingungen**
- 4.0 Elterliche Überfürsorge
- 4.1 Unzureichende elterliche Aufsicht und Steuerung
- 4.2 Erziehung, die eine unzureichende Erfahrung vermittelt
- 4.3 Unangemessene Anforderungen und Nötigungen durch die Eltern
- **5. Abnorme unmittelbare Umgebung**
- 5.0 Erziehung in einer Institution
- 5.1 Abweichende Elternsituation
- 5.2 Isolierte Familie
- 5.3 Lebensbedingungen mit möglicher psychosozialer Gefährdung
- **6. Akute, belastende Lebensereignisse**
- 6.0 Verlust einer liebevollen Beziehung
- 6.1 Bedrohliche Umstände in Folge von Fremdunterbringung
- 6.2 Negative innerfamiliäre Beziehungen durch neue Familienmitglieder
- 6.3 Ereignisse, die zur Herabsetzung der Selbstachtung führen
- 6.4 Sexueller Missbrauch außerhalb der Familie
- 6.5 Unmittelbare beängstigende Erlebnisse
- **7. Gesellschaftliche Belastungsfaktoren**
- 7.0 Verfolgung oder Diskriminierung
- 7.1 Migration oder soziale Verpflanzung
- **8. Chronische zwischenmenschliche Belastung im Zusammenhang mit Schule oder Arbeit**
- 8.1 Streitbeziehung mit Schülern/Mitarbeitern
- 8.2 Sündenbockzuweisung durch Lehrer/Ausbilder
- 8.3 Allgemeine Unruhe in der Schule bzw. Arbeitssituation
- **9. Belastende Lebensereignisse, Situationen in Folge von Verhaltensstörungen, Behinderungen des Kindes**
- 9.1 Institutionelle Erziehung
- 9.2 Bedrohliche Umstände in Folge von Fremdunterbringung
- 9.3 Abhängige Ereignisse, die zur Herabsetzung der Selbstachtung führen

## 5.3 Differenzialdiagnose und Hierarchie des diagnostischen Vorgehens

Da dissoziative Bewusstseinsstörungen (z. B. Depersonalisationsstörungen) auch im Kontext anderweitiger psychiatrischer oder auch körperlicher Erkrankungen auftreten können, bedarf es einer exakten differenziellen Diagnostik.

Für die dissoziativen Störungen und die Konversionsstörungen werden getrennt voneinander nachfolgend differenzialdiagnostisch relevante klinisch-psychiatrische sowie somatische Krankheitsbilder aufgeführt.

### 5.3.1 Differenzialdiagnostisch relevante klinisch-psychiatrische Störungsbilder (Achse I des MAS)

**Dissoziative Amnesie (F44.0)**

Bei der dissoziativen Amnesie tritt eine vollständige oder generalisierte Amnesie extrem selten auf und ist dann zumeist Teil einer dissoziativen Fugue (F44.1) oder der dissoziativen Identitätsstörung (F44.81). In diesem Fall muss sie im Rahmen dieser entsprechenden Krankheitsbilder klassifiziert werden. Partielle oder vollständige Erinnerungsverluste für akute traumatisierende oder belastende Ereignisse sind eher charakteristisch für die dissoziative Amnesie und können zumeist nur durch fremdanamnestische Angaben in Erfahrung gebracht werden (Remschmidt et al. 2006). Treten dissoziative amnestische Zustände in der Folge extremer Belastungsereignisse auf, sind zumeist auch weitere dissoziative Phänomene eruierbar, die dann als ein Symptom bei den anderen psychischen Störungen wie der akuten Belastungsstörung oder posttraumatischen Belastungsstörung auftreten (Fiedler 1999).

»Blackouts« im Sinne von amnestischen Episoden nach Alkohol- und Drogenkonsum sind meist nur von kurzer Zeitdauer – im Gegensatz zu einer persistierenden amnestischen Störung, dem Korsakow-Syndrom (amnestisches Syndrom ICD-10, F10.6), das überwiegend alkohol-, drogen- oder medikamentenindiziert ist. Als Leitsymptom gilt die Konfabulation, das jedoch bei einer dissoziativen Amnesie nicht beobachtet wird.

Eine demenzielle Entwicklung würde neben verschiedenen anderen Faktoren Defizite sowohl des Kurzzeit- als auch des Langzeitgedächtnisses nach sich ziehen.

Im Hinblick auf organisch begründbare amnestische Störungen können – beispielsweise in Folge eines Unfalls – dissoziativ amnestische Episoden, aber auch als Folge der emotionalen Belastung durch den Unfall auftreten. Amnestische Episoden können jedoch auch Ausdruck einer Commotio cerebri sein, wobei nach der Gehirnerschütterung oder einem anderweitigen Schädel-Hirn-Trauma sowohl retrograde als auch anterograde Gedächtnisstörungen auftreten können.

> ❯ Retrograd bedeutet, dass Erinnerungsdefizite für den Zeitraum vor dem Auftreten des Traumas existieren.
> Anterograd bedeutet, dass Situationen/ Informationen unmittelbar nach dem Erleben des Traumas nicht erinnert werden können.

Die akute dissoziative Amnesie gilt überwiegend für den Zeitraum um die erlebte Belastung herum. Der Verlust des Kurzzeitgedächtnisses erscheint jedoch typischer für organisch bedingte amnestische Störungen, außerdem sind häufig weitere Störungen des Zentralnervensystems und überdauernde Symptome von Bewusstseinsminderung und/oder fluktuierendem Bewusstsein charakteristisch (Dilling et al. 1991). Amnestische Episoden können auch im Kontext einer Temporallappen-Epilepsie auftreten, die jedoch aufgrund der anderen Merkmale der vorliegenden neurologischen Störung differenziert werden können (Fiedler 1999).

Hinweise auf das Vorliegen einer akut-kör-perlichen Erkrankung im Rahmen eines Unfalls (Schädel-Hirn-Trauma, eines Schlaganfalls oder eines anderen cerebro-vaskulären Ereignisses) oder durch bestimmte Formen einer neurotoxischen Einwirkung, z. B. einer Kohlenmonoxidvergiftung, stellen akut behandlungsbedürftige Krankheitsbilder dar, die einer Versorgung durch die entsprechenden somatischen Disziplinen der Medizin bedürfen. Eine Amnesie nach einer Commotio cerebri oder einem schweren Schädel-Hirn-Trauma ist meist retrograd, obwohl in schweren Fällen auch eine anterograde Amnesie auftreten kann, wohingegen eine dissoziative Amnesie, wie erwähnt, überwiegend retrograd erscheint (Remschmidt et al. 2006).

## Simulation

Eine bewusste Simulation einer Amnesie macht eine genaue Untersuchung an der Gesamtperson und einer möglichen Motivation erforderlich (Fiedler 2002; Remschmidt et al. 2006). Bei Verdacht auf Simulation müssen Untersuchungen wiederholt durchgeführt und die gesamte Lebenssituation der Betroffenen einbezogen werden – mit einem besonderen Augenmerk auf das Vorliegen möglicher Persönlichkeitsstörungen. Charakteristisch ist beispielsweise das Vorhandensein einer antisozialen Persönlichkeitsstörung.

Das Hauptmerkmal der Simulation liegt »im absichtlichen Erzeugen falscher oder stark übertriebener Symptome und ist durch externe Anreize motiviert« (Saß et al. 1996). Im forensischen Kontext suchen Betroffene kriminelle Handlungen damit zu entschuldigen, dass sie sich an die Taten nicht mehr erinnern können. Auffällig sind auch ein Mangel an Kooperation bei diagnostischen Untersuchungen sowie eine deutliche Diskrepanz zwischen den von der Person berichteten Belastung und den objektiven Befunden (Fiedler 2002). Auch wenn sich keine organische Amnesie belegen ließe, wäre die Diagnose einer dissoziativen Amnesie als reine Ausschlussdiagnose nicht zulässig (Giger et al. 2011).

Insgesamt bleibt die Klärung einer simulierten amnestischen Störung schwierig, sodass die oben genannten Faktoren nur als Indikatoren gelten können. Weitere Merkmale einer Simulation können sein:

- die Angabe eines generellen Gedächtnisverlustes für jegliches Wissen und für alltägliche Handlungsroutinen,
- Störungen im Bereich des Kurzzeitgedächtnisses.

Bei neurologisch-amnestischen Störungen sind eher inkonsistente Erinnerungsmuster oder Defizite charakteristisch. Zur Unterscheidung von Simulation und psychiatrischer Störung könnten auch neuropsychologische Untersuchungsmethoden hilfreich sein, z. B. Untersuchungen zur Konzentrationsfähigkeit und zu Langzeitgedächtnisleistungen mit standardisierten Verfahren (Fiedler 2002).

## Dissoziativer Stupor

Ein dissoziativer Stupor muss überwiegend von einem katatonen Stupor im Rahmen einer schizophrenen Erkrankung oder von einem depressiven Stupor (im Rahmen einer schwergradigen depressiven Episode, F32.2) unterschieden werden.

Der Stupor im Rahmen einer katatonen Schizophrenie steht häufig im Zusammenhang mit vielfältigen Symptomen oder Verhaltensweisen, die auf eine Schizophrenie hinweisen (Remschmidt et al. 2006). Betroffene Patienten liegen oder sitzen über längere Zeitabschnitte überwiegend bewegungslos, sprachliche Mitteilungen fehlen zumeist gänzlich, ebenso spontane oder gezielte Bewegungen. Der normale Muskeltonus sowie die Atmung und die koordinierten Augenbewegungen zeigen jedoch bei dem dissoziativen Stupor an, dass der Patient weder schläft noch bewusstlos ist. Selten treten kürzere, aber auch längere stuporöse Zustände innerhalb von Tagen oder wenigen Wochen erneut auf (ebd.). Klinische Merkmale und anamnestische Hinweise fasst die folgende Übersicht zusammen.

> **Klinische Merkmale und (fremd-)anamnestische Hinweise (nach Spitzer 2004)**
> - Plötzlicher Beginn der Symptomatik mit anschließend fluktuierendem Verlauf
> - Auftreten des Stupors nach einem traumatischen Ereignis oder im Zusammenhang mit einer schweren Krise bzw. einem Konflikt
> - Frühere dissoziative Phänomene, insbesondere stuporöse Episoden
> - Andere psychische Erkrankungen; Selbstverletzungen; Suizidalität
> - Relevante Dritte mit einem Stupor in der Anamnese (Identifikation, Modell-Lernen)
> - Leere somatische, vor allem neurologische Vorgeschichte
> - Regelrechter internistischer und neurologischer Status bis auf fehlende Reaktionen auf Schmerzreize; ggf. Blickdeviation (um Blickkontakt zu vermeiden)
> - Die Zusatzdiagnostik liefert unauffällige Befunde

Im Gegensatz zum dissoziativen Stupor kann sich bei der katatonen Schizophrenie (F20.2) die extreme psychomotorische Hemmung mit schweren Erregungszuständen abwechseln. Selten können sich so genannte Haltungsstereotypien hinzukommen (Katalepsie: freiwilliges Einnehmen und Beibehalten unsinniger und bizarrer Haltungen).

> **Charakteristika der katatonen Schizophrenie**
> - Negativismus (Widerstand gegenüber Versuchen, bewegt zu werden)
> - Rigidität (Beibehaltung einer starren Haltung gegenüber Versuchen, bewegt zu werden)
> - Wächserne Biegsamkeit (Verharren der Glieder und des Körpers in Haltungen, die von außen auferlegt sind)
> - Befehlsautomatismus (automatische Befolgung von Anweisungen)

Insbesondere die wächserne Biegsamkeit und der Befehlsautomatismus sind beim dissoziativen Stupor nicht zu beobachten.

Bei affektiven Erkrankungen, insbesondere bei schwergradigen depressiven Störungen (F32.2), können ebenso stuporöse Zustände auftreten, die jedoch nach klinischen Beobachtungen weniger einen plötzlichen Beginn und Ende zeigen und auch im Kontext der vorliegenden Bandbreite der diagnostischen Kriterien für eine depressive Störung bewertet werden müssen:
- depressive Stimmung,
- Interessens- und Freudverlust,
- Antriebsminderung,
- schwere Beeinträchtigung des Selbstwertgefühls,
- Schlafstörungen
- Appetitverlust.

Es müssen grundsätzlich auch die zuvor genannten neurologischen und internistischen Differenzialdiagnosen bedacht werden, wie sie auch für die gesamte Großgruppe der dissoziativen Störungen Gültigkeit besitzen. Eine exakte psychiatrische diagnostische Zuordnung setzt immer auch eine organische Untersuchung voraus. Bei einem Stupor ergibt sich die Indikation zu einer notfallmedizinischen Abklärung. Bedacht werden müssen auch substanzinduzierte und pharmakogene Ursachen, wie z. B. Drogen- oder Alkoholintoxikationen, aber auch das maligne neuroleptische Syndrom.

## Depersonalisations- und Derealisationssyndrom (F48.1)

Leichtere Formen von Depersonalisationserleben können auch im Kontext von Adoleszenzkrisen auftreten, ohne dass sie klinisch bedeutsam wären, auch wenn sie mit einer großen Verunsicherung bei den betroffenen Jugendlichen einhergehen. Depersonalisations- und Derealisationsphänomene treten insbesondere beim Drogengebrauch mit Halluzinogenen auf und können auch anderweitig toxikologisch ausgelöst sein (Alkohol, Medikamente). Depersonalisations- und Derealisationsphänomene bilden einen wesentlichen Teil des Symptomenkomplexes der akuten Belastungsreaktion sowie auch der posttraumatischen Belastungsstörung. Auch weisen Jugendliche mit der Diagnose einer Borderline-Persönlichkeitsstörung ein hohes Ausmaß einer komorbiden Störung mit einem Depersonalisations- und Derealisationssyndrom auf (Brunner et al. 2001).

Da das Depersonalisations- und Derealisationssyndrom jedoch selten isoliert auftritt, also außerhalb anderweitiger psychiatrischer Erkrankungen (insbesondere der Borderline-Persönlichkeitsstörung), ist grundsätzlich eine klinisch-psychiatrische Diagnostik hinsichtlich des möglichen Vorliegens einer Persönlichkeitsstörung indiziert. Das diagnostische Kriterium 9 der Borderline-Persönlichkeitsstörung bezieht sich auf das Vorliegen dissoziativer Phänomene und ist daher integraler Bestandteil des Symptomenkomplexes einer Borderline-Persönlichkeitsstörung (Saß et al. 1996).

> Schwere Formen von Depersonalisationsphänomenen werden insbesondere bei Jugendlichen im Rahmen der Borderline-Persönlichkeitsstörung gesehen, sodass in diesem Kontext häufiger die Notwendigkeit besteht, auch eine differenzialdiagnostische Abgrenzung gegenüber einer psychotischen Erkrankung vorzunehmen.

Die Abgrenzung ausgeprägter Entfremdungserlebnisse von schizophrenietypischen Symptomen erscheint häufig sehr schwierig und bedarf einer sorgfältigen umfassenden Diagnostik (Brunner et al. 2004; Spitzer et al. 1997).

---

**Psychiatrische Differenzialdiagnosen bei dissoziativen Bewusstseinsstörungen**

- Aufmerksamkeitsdefizit-/Hyperaktivitätsstörungen
- Borderline-Persönlichkeitsstörung
- Posttraumatische Belastungsstörung
- Akute Belastungsstörung
- Störung des Sozialverhaltens
- Depressiver Stupor
- Rapid Cycling bei bipolaren Störungen
- Schizophrenie und andere psychotische Störungen
- Substanzmissbrauch
- Simulation

---

Da dissoziative Phänomene in Form von Depersonalisations- und Derealisationssymptomen sowohl bei der schizophrenen Störung als auch bei der Borderline-Persönlichkeitsstörung auftreten, ist eine genaue Erfassung dissoziativer Erlebens- und Verhaltensmuster essenziell, da diesen auch in der Trennung von beiden Erkrankungen eine große differenzialdiagnostische Wertigkeit zukommt (Brunner et al. 1999; ☐ Tab. 5.1).

**◘ Tab. 5.1** Differenzialdiagnostische Aspekte zwischen Schizophrenie und Borderline-Persönlichkeitsstörung (nach Steinberg 1994)

| Symptombereiche | Schizophrene Störung | Borderline-Persönlichkeitsstörung |
|---|---|---|
| Dissoziative Symptome | Isolierte Depersonalisations-/ Derealisationserfahrungen prä- und postpsychotisch | Wiederkehrende bis persistierende Symptome: Amnesie, Depersonalisation/Derealisation, Identitätskonfusion/-alteration |
| Inhaltliche Denkstörungen | Bizarre, paranoide Ideen | Hypnagoge Wahrnehmungen, szenische Ausgestaltungen |
| Formale Denkstörungen | Inkohärentes Denken | Keine |
| Affekt | Negativsymptomatik | Affektive Instabilität, Störung der Impulskontrolle |
| Selbstschädigung | Singuläre, schwere Handlungen | Repetitive offene oder heimliche Selbstbeschädigungen |
| Funktionseinschränkungen, Krankheitsverlauf | Kontinuierliche Symptomatik mit langer Remissionszeit | Fluktuation der Symptomatik |

Bei der schizophrenen Störung werden von den Betroffenen Depersonalisations- und Derealisationserfahrungen vorrangig im Übergang vom Prodromalstadium zur vollen produktiven Symptomatik der psychotischen Störung berichtet. Hier stellt dieses Phänomen eine besondere Symptomatik im Bereich des Übergangsreihenkonzeptes (Klosterkötter 1988; Resch 1999) dar. Während der produktiven Phase einer psychotischen Störung können keine »Als-ob«-Erfahrungen mehr berichtet werden, da die Realitätsprüfung nicht mehr intakt ist und die »Als-ob«-Erfahrungen einer so genannten Wahngewissheit gewichen sind. Klinische Beobachtungen sprechen auch von einem Wiederaufleben von Depersonalisations- und Derealisationssymptomatiken in der postpsychotischen Remissionsphase. Nach einer vollen Remission der schizophrenen Symptomatik werden auch nach empirischen Studien (Brunner et al. 2004) von den Betroffenen keine Depersonalisations-/Derealisationserfahrungen mehr berichtet – im Gegensatz zu Patienten mit einer Borderline-Persönlichkeitsstörung, bei denen häufig eine überdauernde Dissoziationsneigung besteht.

Neben den Depersonalisations-/Derealisationserfahrungen sind gleichzeitig auftretende dissoziative amnestische Episoden sowie Störungen im Identitätserleben charakteristisch für eine Borderline-Persönlichkeitsstörung. Beide Phänomene finden sich bei der schizophrenen Erkrankung nicht. Während bei der schizophrenen Störung inhaltliche Denkstörungen häufig von bizarren und paranoiden Ideen gekennzeichnet sind, stehen hypnagoge Wahrnehmungen, häufig verbunden mit szenischen Ausgestaltungen im Vordergrund. Jedoch können Erstrangsymptome (z. B. akustische Halluzinationen) bei der Borderline-Persönlichkeitsstörung auftreten, die jedoch insgesamt im Kontext der gesamten Störung bewertet werden müssen und nicht beweisend für eine Schizophrenie sind.

Das »Stimmen-Hören« erlangt bei der Borderline-Persönlichkeitsstörung keine diagnostische Spezifität, da dieses Phänomen sowohl bei Personen ohne psychische Störungen als auch bei diversen psychiatrischen Erkrankungen vorkommen kann (Pierre 2010). Jedoch führt der Selbstbericht von Patienten, dass sie Stimmen hören, zu einer großen Verunsicherung, ob evtl. nicht eine schizophrene Erkrankung mit allen ihren anderweitigen Behandlungsnotwendigkeiten übersehen wurde.

**Beispiel**

So berichtet z. B. eine 16-jährige Patientin wiederholt, dass sie die Stimme ihrer Mutter höre, verbunden mit der Aufforderung, ihr in den Tod zu folgen. Die Kindesmutter hatte sich zwei Jahre zuvor suizidiert. Unter Begründung dieses »Stimmen-Hörens« hatte die Patientin mehrere Suizidversuche begangen. Der weitere Symptomenkomplex sprach für das Vorliegen einer Borderline-Persönlichkeitsstörung. Auch das Fehlen von formalen Denkstörungen und schizophrenietypischen Affektstörungen erhärtete die Verdachtsdiagnose einer Borderline-Störung. Im weiteren Verlauf der Behandlung kam es zu einer Remission des Stimmen-Hörens und zu einer Besserung der Gesamtproblematik unter einem Borderline-spezifischen Behandlungskonzept. Im Langzeitverlauf ergaben sich keine Hinweise auf einen möglichen Übergang in eine psychotische Störung.

Grundsätzlich ist jedoch festzuhalten, dass auch eine Kombination einer Borderline-Persönlichkeitsstörung mit einer schizophrenen Erkrankung vorliegen kann. Nach klinischen Beobachtungen ist so eine Kombination in Subgruppen von Patienten mit schizophrenen Erkrankungen nicht selten, die schwere kumulative biographische Belastungen erfahren hatten.

Klinische Beobachtungen und empirische Untersuchungen konnten jedoch zu einem hohen Prozentsatz – insbesondere bei Patientinnen mit einer Borderline-Persönlichkeitsstörung – paranoide Vorstellungen (im Sinne eines ausgeprägten Misstrauens oder Beziehungsideen) und Ich-Störungen (wie Gedankenentzug) erheben (Zanarini et al. 2003). Diese Phänomene erscheinen ausgeprägt stressabhängig und fluktuierend (Glaser et al. 2010). Im Gegensatz zur ICD-10 hat das DSM-IV die Bedeutung dieser Phänomene durch eine diagnostische Kriterienbildung aufgewertet (Kriterium 9): »vorübergehende, auf Stress zurückzuführende paranoide Vorstellungen oder schwere dissoziative Symptome«. Insgesamt ist die Möglichkeit der Differenzierung zwischen psychotischen, pseudopsychotischen und dissoziativen Phänomen sehr eingeschränkt (vgl. Spitzer et al. 1997). Es wird empfohlen, bei Patienten mit einer Borderline-Persönlichkeitsstörung von psychosenahen statt von psychotischen Symptomen zu sprechen, aufgrund des im Vergleich zu psychotischen Patienten weniger stark gestörten Realitätsbezugs (Spitzer et al. 2011). Zur Abgrenzung von schizophrenietypischen Symptomen wurden charakteristische Kennzeichen beschrieben (Dammann u. Benecke 2002):

- Auslösung durch äußere Stressoren,
- Reversibilität,
- Flüchtigkeit,
- Ich-Dystonizität (Verhalten wird als sich nicht zugehörig – ich-fremd – erlebt),
- geringe Systematisierung.

Das Ausmaß psychosenaher Phänomene scheint mit einem geringeren psychosozialen Funktionsniveau, einer vermehrten Inanspruchnahme des Gesundheitssystems, einer erhöhten Komorbidität – einschließlich selbstverletzender Handlungen (Spitzer et al. 2011) – sowie einem schlechteren Langzeitverlauf (Stone 1990) einherzugehen. Die zentralen differenzialdiagnostischen Kriterien liegen im Bereich der formalen Denkstörungen und der Störungen im Affekt.

**Zentrale differenzialdiagnostische Kriterien: Schizophrene Störung/ Borderline-Persönlichkeitsstörung**

- Während die schizophrene Störung durch ein inkohärentes Denken gekennzeichnet ist – häufig verbunden mit einer ausgeprägten Zerfahrenheit, Denkhemmung etc. –, werden bei der Borderline-Persönlichkeitsstörung keine formalen Denkstörungen beobachtet.
- Hinsichtlich der Störung des Affektes dominiert bei der schizophrenen Störung die Negativsymptomatik, die nur langsam remittiert, wohingegen bei der Borderline-Persönlichkeitsstörung die affektive Instabilität und die Störung der Impulskontrolle im Vordergrund stehen.
- Während bei der schizophrenen Störung eher selten, wenn, dann jedoch vereinzelte schwere selbstschädigende Handlungen auftreten können, ist die Borderline-Persönlichkeitsstörung durch zumeist offene, aber auch heimliche repetitive Selbstbeschädigungshandlungen charakterisiert.
- Während die gesamte Symptomatik der schizophrenen Erkrankung mit einer langen Remissionszeit verbunden ist, steht eine hohe Fluktuation der Symptomatik bei der Borderline-Persönlichkeitsstörung im Vordergrund.

Depersonalisations- und Derealisationsphänomene können auch bei Menschen im Zusammenhang von Erschöpfung, Müdigkeit und sensorischer Deprivation auftreten; ebenso können diese Phänomene als so genannte todesnahe Erfahrungen im Moment extremer Lebensgefahr auftreten. Depersonalisations- und Derealisationsphänomene können auch in der präiktualen Phase epileptischer Erkrankungen auftreten sowie bei Migräneanfällen und beispielsweise in der postoperativen Durchgangsphase. Auch werden diese Phänomene häufiger im Kontext schwerer körperlicher Verletzungen berichtet, z. B. im Rahmen von Unfällen – wobei weiterhin unklar ist,

- ob es sich um eine so genannte primäre Depersonalisation handelt (im Rahmen einer hirnorganischen Beteiligung) oder
- ob sich diese Phänomene im Sinne einer so genannten sekundären Depersonalisation als Reaktion auf die mit dem Unfall erlebte Belastung herausbilden (vgl. auch Lambert et al. 2002).

Als differenzialdiagnostisch besonders relevante klinisch-psychiatrische Krankheitsbilder werden im Folgenden die zwei häufigsten Erkrankungsbilder aus der Gruppe der Konversionsstörungen hervorgehoben: die dissoziative Bewegungsstörung (F44.4) sowie die dissoziativen Krampfanfälle (F44.5).

Die häufigste Form der dissoziativen Bewegungsstörung ist ein vollständiger oder teilweiser Verlust der Bewegungsfähigkeit einer oder mehrerer Körperextremitäten. Bei den psychiatrischen Differenzialdiagnosen muss auch an das Vorliegen einer katatonen schizophrenen Störung gedacht werden, deren Ausschluss jedoch durch den vielfältigen Symptomkomplex meistens zügig gegeben ist. Bewegungsstörungen können auch – wenn auch sehr selten – vorgetäuscht sein, sodass mögliche Abgrenzungskriterien zwischen einer Konversionsstörung und einer Simulation bedacht werden sollten (Fiedler 1999): Patienten, die Bewegungsstörungen simulieren, zeigen häufig eine große Bereitschaft, mögliche Ursachen ihrer zumeist als somatisch beschriebenen Erfahrungen detailliert mitzuteilen und sie für die vorgegebene Störung verantwortlich zu machen. Von Konversionsstörungen betroffene Patienten neigen eher dazu, lückenhaft und ungenaue Angaben zu möglichen Ursachen ihrer Beschwerden zu machen, bleiben vage in ihren Beschreibungen und zeigen sich eher ratlos über das Vorhandensein ihrer Symptome. Patienten mit Konversionsstörungen aber bleiben insgesamt zumeist kooperativ und werden als offen und zugänglich beschrieben, wohingegen Patienten mit simulierten Bewegungsstörungen häufig wenig kooperativ sind und sich wenig zugänglich, unfreundlich und misstrauisch zeigen. Auch zeigt diese Gruppe nur eine eingeschränkte Bereitschaft, sich gründlichen körperlich-neurologischen Untersuchungen zu unterziehen (im Gegensatz zu den Patienten mit einer Konversionsstörung).

Bei dem Verdacht auf Vorliegen einer Konversionsstörung muss differenzialdiagnostisch auch an das Vorliegen einer somatoformen Störung gedacht werden. Dies gilt insbesondere für die so genannte anhaltende somatoforme Schmerzstörung (F45.4).

> ❯ **Die somatoforme Schmerzstörung ist definiert durch die Beschwerden der Betroffenen über andauernde, schwere und quälende Schmerzen, die nicht oder zumindest nicht in ihrer Intensität durch einen physiologischen Prozess oder eine körperliche Störung erklärt werden können (Dilling et al. 1991).**

Bei dieser Störung dominiert die Schmerzäußerung des Patienten bei jedoch zumeist erhaltener Bewegungsfähigkeit. So werden selten auch ein plötzlicher Beginn sowie ein plötzliches Ende der Symptomatik beschrieben; charakteristisch ist auch ein häufiger Wechsel der Schmerzqualität, -intensität und -zuordnung am Körper.

Unter der Rubrik »sonstige somatoforme Störungen« (F45.8) werden Störungen wie der Globus hystericus (Kloßgefühl im Hals) und die Schluckstörungen (Dysphagien) klassifiziert.

Bei der Somatisierungsstörung (F45.0) besteht ein anhaltendes Muster von multiplen, wiederkehrenden und häufig wechselnden körperlichen Symptomen, für die trotz wiederholt durchgeführter Untersuchungen keine medizinischen Ursachen gefunden werden. So werden aus verschiedenen Bereichen (gastrointestinale, kardiovaskuläre, urogenitale Symptome sowie Haut- und Schmerzsymptome) Beschwerden geschildert.

Auch wenn bei der Somatisierungsstörung – ähnlich wie bei der Konversionsstörung – häufig eine nicht ausreichende Akzeptanz dafür vorliegt, dass keine ausreichende körperliche Ursache für die Beschwerden gefunden werden konnte, ist eine extrem häufig wechselnde Darstellung der körperlichen Symptome bei den Konversionsstörungen untypisch. Auch bestehen bei der Somatisierungsstörung keine vorübergehenden vollständigen Funktionsverluste wie bei den dissoziativen Bewegungsstörungen oder den dissoziativen Krampfanfällen.

Bei der somatoform-autonomen Funktionsstörung (F45.3) beziehen sich die Klagen der Patienten auf vermutete fehlerhafte Organe oder Organsysteme, die überwiegend oder vollständig vegetativ innerviert sind (Dilling et al. 1991). Charakteristisch ist das Beklagen von Problemen im

- kardiovaskulären Bereich (Herzneurose),
- respiratorischen Bereich (z. B. Singultus, Hyperventilation) oder
- gastrointestinalen Bereich (nervöser Durchfall).

Im Unterschied zu den Konversionsstörungen, die eher mit einer Indifferenz bezüglich der Belastung durch das Symptom einhergeht, ist die hypochondrische Störung (F45.2) durch die übermäßige Beschäftigung mit der Angst charakterisiert, an einer ernsthaften körperlichen Erkrankung zu leiden. Die Befürchtung, an einer oder mehreren schweren und fortschreitenden körperlichen Erkrankungen zu leiden, halten die Betroffenen trotz gegenteiliger medizinischer Befunde oft beharrlich fest (Dilling et al. 1991). Grundlagen für die Befürchtung stellen üblicherweise Missinterpretationen von normalen Körpersensationen (z. B. Herzschlag) dar.

In Abgrenzung zur Neurasthenie (chronisches Müdigkeitssyndrom bzw. Chronic-fatigue-Syndrom [CFS], F48.0) steht hier ein wiederholt vorgetragenes Klagen über eine übermäßige geistige oder körperliche Ermüdbarkeit bei bereits nur geringer Anstrengung im Vordergrund. Das Beklagen von körperlichen Missempfindungen (z. B. Schwindel und Spannungskopfschmerz, Schlafstörungen) und die Sorge über ein abnehmendes geistiges und körperliches Wohlbefinden stehen beim Chronic-fatigue-Syndrom im Vordergrund.

Bezüglich möglicher somatischer Differenzialdiagnosen muss das gesamte Spektrum internistisch-neurologischer Erkrankungen bedacht werden und bedarf einer entsprechenden organmedizinischen Untersuchung.

---

**Somatische Differenzialdiagnosen bei dissoziativen Störungen vom körpersymptomatischen Typus**

- Myopathien
- Polyneuropathien
- Myasthenia gravis, multiple Sklerose, Guillain-Barré-Syndrom
- Medikamentös bedingte extrapyramidale Symptome
- Degenerative Erkrankungen der Basalganglien
- Zerebraler Insult, zerebellare Störungen
- Anfallserkrankungen
- Tumoröse Erkrankungen

---

# Literatur

Brunner R, Parzer P, Schmitt R, Resch F (2004) Dissociative symptoms in schizophrenia: a comparative analysis of patients with borderline personality disorder and healthy controls. Psychopathology 37(6): 281–284

Brunner R, Resch F, Parzer P, Koch E (1999) Heidelberger Dissoziations-Inventar (HDI). Pearson Assessment, Frankfurt a. M.

Dammann G, Benecke C (2002) Psychotische Symptome bei Patienten mit Borderline-Persönlichkeitsstörungen. Persönlichkeitsstörungen 4: 261–273

Dilling H, Mombour W, Schmidt MH (Hrsg) (1991) Internationale Klassifikation psychischer Störungen (ICD-10). Huber, Bern

Fiedler P (1999) Dissoziative Störungen und Konversion. Psychologie Verlags Union. Beltz, Weinheim

Fiedler P (2002) Dissoziative Störungen. Fortschritte der Psychotherapie. Hogrefe, Göttingen

Giger P, Merten T, Merckelbach H (2011) Tatbezogene Amnesien – authentisch oder vorgetäuscht? Fortschritte der Neurologie und Psychiatrie June 15 [Epub ahead of print]

Glaser JP, Van Os J, Thewissen V, Myin-Germeys I (2010) Psychotic reactivity in borderline personality disorder. Acta Psychiatrica Scandinavica 121: 125–134

Klosterkötter J (1988) Basissymptome und Endphänomene der Schizophrenie. Springer, Berlin Heidelberg New York Tokyo

Lambert MV, Sierra U, Phillips ML, David AS (2002) The spectrum of organic depersonalization: a review plus four new cases. The Journal of Neuropsychiatry and Clinical Neurosciences 14: 141–154

Pierre JM (2010) Hallucinations in nonpsychotic disorders: Toward a differential diagnosis of »Hearing Voices«. Harvard Review of Psychiatry 18: 22–35

Remschmidt H, Schmidt MH, Poustka F (2006) Multiaxiales Klassifikationsschema für psychische Störungen des Kindes- und Jugendalters nach ICD-10 der WHO, 5. Aufl. Huber, Bern

Resch F (1999) Entwicklungspsychopathologie des Kindes- und Jugendalters, 2. Aufl. Psychologie Verlags Union, Weinheim

Saß H, Wittchen H-U, Zaudig M (Hrsg) (1996) Diagnostisches und Statistisches Manual Psychischer Störungen DSM-IV. Deutsche Bearbeitung des Diagnostic and Statistical Manual of Mental Disorders of the American Psychiatric Association. Hogrefe, Göttingen

Spitzer C (2004) Der dissoziative Stupor. In: Eckhardt-Henn A, Hoffmann SO (Hrsg) Dissoziative Bewusstseinsstörungen. Schattauer, Stuttgart, S 153–160

Spitzer C, Haug HJ, Freyberger HJ (1997) Dissociative symptoms in schizophrenic patients with positive and negative symptoms. Psychopathology 30: 67–75

Spitzer C, Wingenfeld K, Freyberger HJ (2011) Psychosenahe Symptome. In: Dulz B, Herpertz SC, Kernberg OF, Sachsse U (Hrsg) Handbuch der Borderline-Störungen. Schattauer, Stuttgart, S 441–448

Stone MH (1990) The Fate of Borderline Patients. Successful Outcome and Psychiatric Practice. Guilford, New York

Zanarini MC, Frankenburg FR, Hennen J, Reich DB, Silk KR (2003) The longitudinal course of borderline psychopathology: a 6-year follow-up of the phenomenology of borderline personality disorder. American Journal of Psychiatry 160: 274–283

# Was zu tun ist: Interventionen

## 6.1 Auswahl des Interventionssettings

Die Indikationsstellung für spezifische Therapien sowie die Auswahl des Behandlungssettings erfolgen nach einer umfassenden psychiatrischen und somatischen Diagnostik. Die Wahl der Intervention ist abhängig vom Schweregrad der psychischen Beeinträchtigungen, von den Funktionseinschränkungen und der Mitarbeitsfähigkeit sowohl des Patienten als auch des familiären Umfeldes. Das Behandlungssetting kann ambulante, tagesklinische oder auch stationäre Therapiemaßnahmen umfassen. Dies gilt gleichermaßen für die Gruppe der dissoziativen Bewusstseinsstörungen als auch für die der Konversionsstörungen.

Probleme bei der Sicherung des Therapiebündnisses sind bei den beiden Hauptgruppen dissoziativer Störungen besonders zu beachten. Der Fortgang der Therapie bei den dissoziativen Bewusstseinsstörungen ist nicht selten durch ein begleitendes selbstdestruktives Verhalten (selbstverletzendes und suizidales Verhalten, Drogenmissbrauch) bedroht. Bei den Konversionsstörungen gefährdet das häufig anzutreffende somatische Krankheitskonzept der Patienten und/oder deren Angehörigen das Therapiebündnis.

Im Folgenden sind die Grundprinzipien der Behandlung getrennt nach den dissoziativen Bewusstseinsstörungen und den Konversionsstörungen beschrieben.

### 6.1.1 Dissoziative Bewusstseinsstörungen

Bei den dissoziativen Bewusstseinsstörungen stellen die dissoziativen Erlebnisweisen – häufig Entfremdungserlebnisse – nur selten diejenige psychiatrische Leitsymptomatik dar, die zur Behandlungsaufnahme führt. Das Vorliegen beispielsweise einer isoliert auftretenden Depersonalisations- und Derealisationsstörung ist äu-

ßerst selten. Vielmehr stellen Persönlichkeitsstörungen vom emotionalen instabilen Typ (häufig vom Borderline-Typus) oder auch schwere Anpassungs- oder Belastungsstörungen (akute und posttraumatische Belastungsreaktionen) die psychiatrischen Grunderkrankungen dar. Dissoziative Symptome werden auch häufig bei Selbstbeschädigungserkrankungen angetroffen. Insbesondere hat das dissoziative Erleben als Ausgangsort repetitiver Selbstverletzungen eine besondere Bedeutung (Brunner u. Resch 2001).

Grundsätzlich erscheint es notwendig, den Therapieansatz auch auf die Komorbidität bzw. psychiatrische Grunderkrankung zu fokussieren. Im Rahmen eines Gesamtbehandlungsplanes steht ein psychotherapeutisches Behandlungskonzept im Mittelpunkt. Grundsätzlich profitieren insbesondere jüngere Jugendliche von einem multimodalen Behandlungsprogramm, das neben einzel- und gruppentherapeutischen Angeboten auch vielfältige entwicklungsorientierte Therapiebausteine enthält (Musiktherapie, Kunsttherapie etc.).

---

**Grundprinzipien der Therapie dissoziativer Bewusstseinsstörungen**

- Beachtung aktueller oder chronischer Belastungen/Konflikte
- Berücksichtigung psychiatrischer Komorbidität (z. B. Selbstdestruktivität)
- Verminderung der Dissoziationsneigung
- Identifikation von Auslösern
- Vermeidung von Affektüberschwemmungen
- Steigerung der Affekttoleranz (Erlernen von Strategien zur Emotionsregulation)
- Pharmakotherapie im Kontext der psychiatrischen Komorbidität
- Vorrangig ambulante Therapien, bei schweren Krisen stationäre Interventionen
- Institutionelle Hilfen

## 6.1.2 Konversionsstörungen

Bei der Behandlung der Konversionsstörungen steht Reduktion im Vordergrund (Kapfhammer 2000), und zwar Reduktion
- der Symptomatik,
- des psychosozialen Stresses,
- der psychosozialen Belastungen und Funktionseinschränkungen,
- Begrenzung der inadäquaten Inanspruchnahme medizinischer Ressourcen.

Das häufig anzutreffende somatische Krankheitsverständnis der Eltern wie auch der Patienten erschwert immer wieder die Etablierung kinder- und jugendpsychiatrischer Hilfen. Im Durchschnitt vergehen mindestens ca. sieben Monate, bis trotz zum Teil erheblicher vorliegender, massiver Funktionseinschränkungen eine fachspezifische Behandlung aufgenommen wird. Damit sind die Chancen zu einer Frühintervention – verbunden mit einer zügigen Remission der Symptomatik – erheblich eingeschränkt und Chronifizierungsprozesse eingetreten, die eine erfolgreiche Behandlung deutlich erschweren.

Die Unsicherheit von Ärzten des primärztlichen Dienstes im Umgang mit diesen Krankheitsbildern trägt nicht selten zu der Verzögerung einer fachspezifischen Behandlungsaufnahme bei. Insbesondere erschweren das schwierige Arzt-Patient/-Angehörigen-Verhältnis sowie insbesondere das somatische Krankheitsverständnis der Eltern wie auch der Patienten häufig die Etablierung zügiger kinder- und jugendpsychiatrischer Hilfen. Die Entwicklung einer effektiven Behandlungsstrategie setzt eine besondere Sorgfalt bei der Etablierung und Aufrechterhaltung des therapeutischen Arbeitsbündnisses voraus. Auf welche Weise die diagnostische Einschätzung des Pädiaters und des Kinderpsychiaters dem Patienten wie auch den Eltern mitgeteilt wird, ist von zentraler Wichtigkeit.

Viele Ärzte fühlen sich unwohl dabei, sind unsicher, die Diagnose einer Konversionsstörung gegenüber den Patienten und den Eltern zu vertreten. Nicht selten erfolgen gegenüber den Ärzten Unmutsäußerungen bis hin zu aggressiv-abwertenden Äußerungen/Haltungen der Eltern und der Patienten bei der Eröffnung der psychiatrischen Diagnose einer Konversionsstörung. Diese aggressive Abwehrhaltung kann auch Ausdruck der Familie sein, der Arzt habe sich nicht hinreichend um die Klärung der vermuteten somatischen Erkrankung gekümmert.

### Wie soll am besten die Diagnose präsentiert werden?

Ärzte fühlen sich häufig unsicher, die Diagnose einer Konversionsstörung zu präsentieren, und Patienteneltern fühlen sich nicht selten zutiefst zurückgewiesen. Trotz unzureichender pathogenetischer Erklärungsmodelle ist es erforderlich, dass eine transparente Mitteilung der psychiatrischen Diagnose erfolgt. Die Präsentation der Diagnose sollte zeitnah nach einer Bestätigung der psychiatrischen Diagnose erfolgen, bevor der Patient und seine Familie durch indirekte Kommentare oder bruchstückhafte Diskussionen vorinformiert sind (Lesser 2003). Die Verwendung eines standardisierten Protokolls der Vorgehensweise bei der Präsentation der Diagnose könnte günstig sein. Als Verständnishilfe für die Patienten und deren Familien könnte ein schriftliches Aufklärungsblatt über das Wesen einer Konversionsstörung dienen (Stonnington et al. 2006), da Patienten mit Konversionsstörungen sowie deren Familien häufig wenig offen für psychologische Erklärungsmodelle sind.

Die initiale Aufklärung sollte im Rahmen einer gemeinsamen diagnostischen Einschätzung von Pädiatern und Kinderpsychiatern erfolgen – zur Vermeidung von Missinterpretationen oder verzerrten Darstellungen über diagnostische Einschätzungen oder therapeutische Maßnahmen (Brunner u. Resch 2008b). Im Rahmen einer so genannten Feedback-Konferenz, an denen die Pädiater, Kinder- und Jugendpsychiater, Pflegepersonal, Co-Therapeuten sowie Patient und elterliche Bezugspersonen teilnehmen, lassen sich erneut Fragen zur Diagnose und Krankheitsverlauf gemeinsam klären, um typischerweise wiederkehrenden Problemen im Arbeitsbündnis entgegenwirken zu können. Auch bei drohendem Abbruch der Behandlung oder mangelnden Fortschritten in der Therapie kann diese Feedback-Konferenz wiederholt einberufen werden (Brunner u. Resch 2008a).

---

**Grundprinzipien der Therapie von Konversionsstörungen**

- Diagnosestellung einschließlich einer möglichen somatischen und psychiatrischen Komorbidität
- Frühzeitige Einbeziehung psychologischer Hypothesen und vorsichtige Diagnoseeröffnung
- Beachtung des häufig anzutreffenden somatischen Krankheitsverständnisses der Betroffenen/Angehörigen
- Kritikfreie Annahme der Symptomatik/kein Simulationsvorwurf
- Sicherung eines Therapiebündnisses durch ein multidisziplinäres Behandlungsteam mit Feedback-Konferenzen
- Begrenzung von Inanspruchnahme medizinischer Untersuchungen/Vermeidung iatrogener Schädigungen
- Initial vorrangige Behandlung der Funktionseinschränkungen gegenüber der Konfliktdynamik
- Integratives, symptomorientiertes, verhaltenstherapeutisches und psycho- und familiendynamisches Behandlungskonzept, zumeist im stationären Setting

---

Der Beginn des Gespräches über die diagnostische Einschätzung sollte durch eine Rekapitulation der zentralen körperlichen Befunde gekennzeichnet sein. Dabei ist schon auf den Sprachgebrauch zu achten und z. B. auf eine häufig anzutreffende sprachliche Unterscheidung von »realen Anfällen« und »Pseudo-Anfällen« zu verzichten, da der Terminus »Pseudo« das Vortäuschen von Symptomen impliziert und alleine durch die Verwendung dieses Terminus die Kooperation mit der Familie nachhaltig erschwert werden kann. Es ist zweifellos günstiger, hier von »unerklärten Symptomen« zu sprechen.

Wichtig ist weiter, den Patienten zu versichern, dass sie ihre Symptome nicht willentlich produziert haben, der Therapeut also nicht meint, dass der Patient diese Symptome vortäuscht oder »verrückt« ist. Hier scheint es günstig, anzuerkennen, dass man die Ursachen der Symptome – z. B. beim Auftreten dissoziativer Krampfanfälle – nicht kennt, aber weiß, dass diese sich vermutlich aus einer Interaktion zwischen unbewusstem Erleben und dem Körper entwickeln, häufig im Kontext von Stresserleben.

Auch wenn belastende Lebenserfahrungen schon vor vielen Jahren aufgetreten sind, ist es nicht untypisch, dass sich körperliche Symptome sehr viel später als Stressantwort auf nicht immer sofort erkennbare auslösende Ereignisse entwickeln. Diese generalisierende Einschätzung könnte dem Patienten erleichtern, die Diagnose einer Konversionsstörung zu akzeptieren und die Notwendigkeit für eine psychiatrische/psychologische Intervention einzusehen. Insgesamt sollte auch gegenüber den Eltern und Patienten offen dargelegt werden, dass zwar ein bislang lückenhaftes Wissen über die Pathogenese dieser Symptome existiert, dass die Störung jedoch sicher diagnostizierbar und behandelbar ist (Stone et al. 2005). So sollte nach Stone et al. (2005) betont werden,

- dass viele Jugendliche dissoziative Symptome in unterschiedlichen Formen und Schweregraden haben können,
- dass die Symptomatik jedoch reversibel ist,

— dass sie nicht selbst die Störung verursacht haben,

— dass sie durch eine Mitarbeit zur Verbesserung der Symptomatik entscheidend beitragen können.

Komorbid vorliegende emotionale Belastungen im Sinne von depressiven Verstimmungen oder Angstsymptomen sollten nicht als Erklärungsmodell für die Funktionseinschränkungen benutzt werden. Stattdessen sollte die Haltung vertreten werden, dass die psychische Befindlichkeit auch zu einer Verstärkung der dissoziativen Symptomatik beitragen kann und daher die emotionale Symptomatik einer Mitbehandlung bedarf (Stone et al. 2005). Auch bei einer initial vorliegenden oder gleichzeitig bestehenden somatischen Erkrankung (z. B. bei einer gleichzeitig vorliegenden Epilepsie), die jedoch nicht das Ausmaß der Funktionseinschränkung erklären kann, erscheint diese Vorgehensweise zweckmäßig.

> Es ist wichtig, initial vorliegende somatische Krankheitskonzepte der Patienten und Eltern nicht zu akzeptieren, aber zu respektieren und ein eigenes Erklärungsmodell anzubieten, das in Analogie zu anerkannten, stressbezogenen körperlichen Störungen steht (z. B. Magen- oder Kopfschmerzen), um die für die Aufrechterhaltung der Symptomatik komplexe Interaktion zwischen körperlichen, sozialen und emotionalen Faktoren zu verdeutlichen.

Auch sollte die Wichtigkeit rehabilitativer Maßnahmen zur Symptomreduktion betont werden – trotz eines fehlenden umfassenden ätiologischen Verständnisses der Störung. Gerade in Situationen persistierender Kooperationsprobleme mit dem Patienten bzw. den Eltern kann eine ansprechende Behandlung mit einer Teilremission der Störung die Behandlungsmotivation fördern. Das Fokussieren auf eine Reduktion der Symptomatik ist ebenso bedeutsam wie die Ver-

einbarung eines realistischen, akzeptablen Behandlungsziels (z. B. keine Schmerzfreiheit oder absolute Sicherheit im Ausschluss einer somatischen Erkrankung).

## 6.2 Psychoedukative Maßnahmen und Psychotherapie

Für psychoedukative Maßnahmen kann eine Patientenschulung bzw. Aufklärung über die Auslösebedingung von dissoziativen Zuständen hilfreich sein. Dazu zählt die Besprechung von Auslösern, wie z. B. eine assoziative Nähe zu früheren bedrohlichen Lebenskontexten (Fiedler 2002). Ziel ist, bis zu einer Stabilisierung eine Reduktion von Reizen vorzunehmen, die dissoziative Erlebnisweisen wieder aktivieren können. Günstig erweist sich auch die Durchführung von Dissoziationsanalysen mithilfe von Protokollen zur Analyse des Kontextes, in dem die Symptomatik aufgetreten ist. So sollten Örtlichkeit, Zeitpunkt und Dauer der Symptomatik sowie das Ausmaß des dissoziativen Erlebens in einem Protokoll beschrieben werden. Des Weiteren sollten die Eigenart und Beschaffenheit von den überwiegend auftretenden Depersonalisationszuständen und eine Beschreibung der Tätigkeiten unmittelbar vor und nach der Depersonalisation dokumentiert werden (ebd.). Es wurde auch beobachtet, dass Versuche von Patienten, für sich alleine Entspannung zu suchen, eher dissoziative Zustände auslösen können. Charakteristischerweise können Symptome nach Phasen der Anspannung oder Abklingen körperlicher Erregung auftreten. Das Wissen darum führt zur Förderung alternativer Formen der Entspannung und zu der Suche nach diesen. Die Fähigkeit, dissoziative Zustände abzuschwächen oder zu verstärken, zeigt dem Patienten auch eine Kontrollierbarkeit und damit Beeinflussbarkeit der Symptomatik an (ebd.).

Der psychotherapeutische Umgang mit akuten oder zurückliegenden traumatischen Lebenserfahrungen nimmt bei den dissoziativen Bewusstseinsstörungen einen zentralen Stellenwert ein (Eckhardt u. Hoffmann 1997). Häufig ist die dissoziative Bewusstseinsstörung in einen Gesamtkomplex einer posttraumatischen Symptomatik mit Traumatisierungsneigung und Affektregulationsproblemen eingebettet. Daher ist es schwierig, eine auf die dissoziative Symptomatik isoliert ausgerichtete spezifische Behandlung zu etablieren (Brunner et al. 2009). Den Schutz vor extremen Belastungen, denen insbesondere Jugendliche oder Kinder weiterhin ausgesetzt sein könnten, gilt es in einen therapeutischen Fokus zu nehmen.

Eine Reduktion der Dissoziationsneigung ist vor allem ein vorrangig wichtiges therapeutisches Ziel, da diese häufig zum Ausgangspunkt selbstschädigender Verhaltensweisen werden kann. Im Bereich des psychotherapeutischen Zuganges haben sich kombinierte psychodynamische und kognitiv-verhaltenstherapeutische Behandlungsmaßnahmen als erfolgreich erwiesen, wie sie vor allem in der Behandlung von Patienten mit Borderline-Persönlichkeitsstörungen und bei der posttraumatischen Belastungsstörung zur Anwendung kommen (Bohus u. Schmahl 2001). Zu Beginn der Behandlung stehen häufig Maßnahmen zur allgemeinen Stressreduktion und Steigerung der Affekttoleranz, wodurch eine Reduktion der Dissoziationsbereitschaft erzielt werden soll. Durch Selbstmanagement-Strategien soll die Erfahrung einer kontrollierten (statt autoregulierten) Dissoziation ermöglicht werden (Fiedler 2002). Auch ist im Rahmen der verhaltenstherapeutischen Dissoziationsanalyse die Identifikation der Anlässe eines Depersonalisationserlebens unerlässlich, um sinnvolle Vermeidungsstrategien (Alkoholverzicht, Fernsehen mit Gewaltszenen etc.) zu entwickeln sowie die Aufnahme alternativer Aktivitäten zur Entlastung von aversiven Anspannungssituationen einzuüben (ebd.). Da häufig selbstschädigende Verhaltensweisen zur kompensatorischen Affektregulation angesetzt werden, ist die Stärkung der internalen Affektregulationsmechanismen als wichtige Voraussetzung zur Behandlung anzusehen.

## 6.3    Therapieprogramme

### 6.3.1    Dissoziative Bewusstseinsstörungen

Kontrollierte Therapiestudien zur Behandlung dissoziativer Bewusstseinsstörungen liegen bislang nicht vor. Affektmanagement-Strategien (Bohus u. Schmahl 2001) beinhalten das Erlernen von Konfliktlösungskompetenzen, etwa

- soziales Kompetenztraining,
- Entspannungsverfahren,
- Stimulusprävention und Desensibilisierung,
- kognitive Umstrukturierung,
- Krisenplanung und
- allgemeine Maßnahmen der Selbstfürsorge.

Die Vermittlung dieser Strategien kann bei Jugendlichen mithilfe eines manualisierten Therapieprogramms (DBT-A; Böhme et al. 1999) erfolgen, die zur Behandlung von Jugendlichen mit Borderline-Persönlichkeitsstörungen oder Jugendlichen mit ausgeprägt selbstdestruktiven Verhaltensweisen entwickelt wurden.

Im einzeltherapeutischen Setting wird versucht, einen Rahmen zu schaffen, der angstmindernd wirkt und auf diese Weise auch beim affektdysregulierten Jugendlichen eine emotionale Balance ermöglicht.

> **Zu Beginn der Therapie sollte auf eine Konfrontation mit traumatischen Erlebnissen, die aus der Biographie bekannt sind, vorerst verzichtet werden. Dies würde vor der Etablierung einer sicheren therapeutischen Beziehung zu Hilflosigkeitsgefühlen und Affektüberflutungstendenzen führen und die Gefahren in sich bergen, erneut dissoziative Zustände wachzurufen (Brunner et al. 2008a).**

Erste Erfahrungen im Umgang mit der kognitiven Verhaltenstherapie zur Behandlung von Patienten mit Depersonalisationsstörungen zeigten im Rahmen einer Pilotstudie eine Verbesserung ihrer Symptomatik (Hunter et al. 2003). Systematische Studien im Kindes- oder im Jugendlichenalter fehlen jedoch bislang gänzlich.

Nach einer allgemeinen Stabilisierung der Patienten können im Rahmen eines Gesamtbehandlungsplanes auch spezifische Therapiemodule zum Einsatz kommen, die auf die erlebten biographischen Belastungen Bezug nehmen. So kann auch ein abgestuftes Expositionstraining zum Einsatz kommen, bei dem durch eine gedankliche Aktivierung der traumatischen Ereignisse eine Habituierung stattfinden soll – mit einer nachfolgenden Auflösung der Angstkonditionierung (Fiedler 2002). Ein Expositionstraining zur Habituation kann auch durch ein therapeutisch geleitetes narratives Nacherleben des Traumas im Sinne von Imaginationsübungen zum Einsatz kommen (ebd.). Auch sind In-vivo-Expositionen möglich beim Besuch von Örtlichkeiten mit Bezug zur damals erlebten Belastung, jedoch nur wenn von dieser Umgebung keine weiterbestehende reale Gefahr ausgeht (ebd.).

## 6.3.2 Konversionsstörungen

Dissoziative Störungen vom Konversionstypus werden charakteristischerweise in Pädiatrischen und Neurologischen Kliniken gesehen, da die Symptomatik ein neurologisches Geschehen nahe legt (zur Besonderheit des Konsiliardienstes bei diesem Patientengut: ▶ Abschn. 6.9). Das Bedürfnis vor allem der Eltern, aber auch der Patienten nach einer ausschließlich somatischen Ätiologie sowie der nicht selten auftretende Simulationsvorwurf von Seiten des medizinischen Personals stellen eine Barriere für eine erfolgreiche Behandlungsaufnahme dar. Eine Einstellungsänderung bezüglich des somatischen Krankheitskonzeptes und die Akzeptanz der psychiatrischen Diagnose stellen wichtige Prognosefaktoren für den erfolgreichen Verlauf einer Behandlung dar. So zeigen auch empirische Studien (z. B. Ahern 2009), dass Patienten mit Konversionsstörungen immer noch häufig als Simulanten und manipulative Persönlichkeiten angesehen werden.

Zum allgemein-therapeutischen Vorgehen scheint eine zügige somatische Untersuchung zur Diagnosesicherung und auch Entängstigung des Patienten und der Familie unverzichtbar (◻ Tab. 6.1). Bei Verdacht auf das Vorliegen einer dissoziativen Störung ist eine frühzeitige Einbeziehung psychologischer Hypothesen erforderlich, da sonst die Gefahr eines Glaubwürdigkeitsverlustes droht, wenn nach lang andauernden körperlichen Untersuchungen zum Abschluss die Familie mit einer psychiatrischen Diagnose konfrontiert wird. Nicht selten kommt es nach zeitaufwändigen, zum Teil invasiven Untersuchungen mit anschließender Mitteilung eines somatischen Negativ-Befundes (»Da ist nichts«) bei den Eltern und Patienten zu einem Zweifel an der Qualität und Intensität der körperlich-neurologischen Diagnostik.

Der Glaubwürdigkeitsverlust beim somatischen Mediziner wie auch beim Kinderpsychiater gefährdet das therapeutische Arbeitsbündnis, provoziert Behandlungsabbrüche und führt zur Wiederaufnahme von Untersuchungen in anderen Kliniken. In deren Folge entwickeln sich die Gefahr iatrogener Schädigungen sowie die einer Chronifizierung und Eskalation der Symptomatik. Bisher liegen keine kontrollierten Therapiestudien für Konversionsstörungen im Kindes- und Jugendlichenalter vor. Jedoch sind am Beispiel der dissoziativen Bewegungsstörungen sich im klinischen Alltag bewährende Behandlungskonzepte entwickelt worden, die eine symptomorientierte Therapie mit einer konfliktaufarbeitenden Psychotherapie und milieutherapeutische Maßnahmen zu einem Ganzen zusammenführt (Brunner u. Resch 2008a; Campo

◨ **Tab. 6.1** Zusammenfassung des Diagnostik- und Therapieprozesses bei Konversionsstörungen (Brunner u. Resch 2008a)

| Biographisch-anamnestische Klärungen | Aktuelle Belastungssituationen |
|---|---|
| | Überweisungskontext/Vorbehandlungen |
| Körperlich-neurologische Diagnostik | Frühe Einbeziehung möglicher psychogenetischer Faktoren |
| | Verlaufsuntersuchungen |
| Psychologische Untersuchung | Psychopathologischer Befund |
| | Persönlichkeitsdiagnostik |
| | Leistungsdiagnostiken |
| Behandlungsformen | Symptomreduktion unter Selbstkontrolle der Patienten (»escape under honour«) |
| | Aktive Formen: Bewegungsübungen, Krankengymnastik, Beschäftigungstherapie, Körpertherapie |
| | Passive Formen: Massage, Wärmebehandlungen, Reizstimulation |
| | Psychotherapie: unterstützend, angstreduzierend, konfliktaufarbeitend, den sekundären Krankheitsgewinn minimierend |
| | Pharmakotherapie: bei ausgeprägter psychiatrischer Komorbidität |
| | Adaptive Indikationsstellungen für differenzielle Therapieverfahren |

u. Fritz 2001; Trott et al. 1996; Wewetzer u. Warnke 1999).

Durch das stationäre Setting wird dem Kind Schutz, Zuwendung und auch das Ausleben regressiver Bedürfnisse gestattet. Passive Therapieformen können Massagen, Wärmebehandlungen sowie Reizstimulation umfassen und haben einen zum Teil suggestiven Charakter, der auch regressiven Bedürfnissen Rechnung tragen kann. Das Behandlungsteam sollte jedoch schrittweise Anforderungen an den Patienten herantragen, um den sekundären Krankheitsgewinn zu minimieren. Ein häufig anzutreffendes ausgeprägtes Rückzugsverhalten, verbunden mit einem primären und sekundären Krankheitsgewinn, macht verhaltenstherapeutische Maßnahmen im Sinne von Verstärkerplänen erforderlich.

Als besonders günstig hat sich die Verbindung von aktiven und passiven symptomorientierten Behandlungsformen erwiesen. Als aktive Formen werden bei dissoziativen Bewegungsstörungen Bewegungsübungen (z. B. bei sukzessiven Belastungen durch das Laufen an Krücken), Krankengymnastik und Körpertherapie angesehen (Brunner u. Resch 2008a). Diese Maßnah-

men zielen auf eine Symptomreduktion unter der Selbstkontrolle der Patienten und unter Wahrung ihres Gesichtes (»escape under honour«; Maisami 1980).

Psychotherapeutische Maßnahmen sollten
- einen unterstützenden Charakter tragen,
- angstreduzierend sein,
- konfliktaufarbeitend sein und
- Maßnahmen zur Minimierung von sekundärem Krankheitsgewinn beinhalten, um eine zügige Mobilisierung der Patienten zu ermöglichen.

Vorrang in der Therapie hat die Behandlung der Funktionseinschränkungen gegenüber der möglicherweise bestehenden Konfliktdynamik.

Nach erfolgter körperlich-neurologischer Diagnostik sollte eine Beschränkung von weiteren körperlichen Untersuchungen bestehen und nur eine Fortführung (klinisch orientierte Untersuchungen ohne invasive Methoden) im Rahmen einer Verlaufsdiagnostik oder im Rahmen eines kinder- und jugendpsychiatrischen Gesamtbehandlungsplanes erfolgen (z. B. bei weiter bestehendem somatischem Krankheitskonzept der Patienten/Eltern). Zu den sich klinisch bewährten Behandlungskonzepten kann die zusätzliche Etablierung eines für das Kindes- und Jugendalter spezifizierten Stressbewältigungsprogrammes (AST) (Hampel u. Petermann 2003) gewinnbringend sein. Eine angstmindernde, konfliktaufarbeitende und stützende Psychotherapie in Form einer Einzel-, Familien- und Gruppentherapie dient der Bearbeitung von auslösenden und krankheitsaufrechterhaltenden Faktoren, um Rezidive und Symptomverschiebungen vermeiden zu können (▶ »Michael, 13;9 Jahre«).

## 6.4 Pharmakotherapie

Bislang fehlt ein überzeugender Nachweis spezifischer Effekte von Psychopharmaka in der Behandlung dissoziativer Bewusstseinsstörungen oder Konversionsstörungen.

Im Hinblick auf die dissoziativen Bewusstseinsstörungen bestehen klinische Beobachtungen, dass durch Einnahme von Psychopharmaka unterschiedlicher Substanzgruppen (vor allem selektive Serotonin-Wiederaufnahmehemmer) zu einer Abnahme eines Depersonalisationserlebens gekommen sei. Es ist jedoch zu vermuten, dass die Abnahme der dissoziativen Zustände eher durch eine allgemeine Reduktion der Affektspannung und Angstreduktion erreicht wurde.

In kontrollierten Therapiestudien konnten für Fluoxetin (Simeon et al. 2004) und Lamotrigen (Sierra et al. 2003) kein Effekt in der Behandlung erwachsener Patienten mit einer Depersonalisationsstörung nachgewiesen werden.

Weiter bestehen Hinweise auf die Wirksamkeit von Antidepressiva zur Reduktion depressiver Symptomatiken und Angstzuständen im Rahmen einer Borderline-Persönlichkeitsstörung, die auch zu einer Abnahme der dissoziativen Symptomatik führten, so dass die Anwendung einer Pharmakotherapie sich nach dem Vorliegen einer komorbiden Störung bzw. der

### Michael, 13;9 Jahre

Michael fällt beim Fußballspielen unglücklich und beklagt massive Schmerzen im Brustwirbelbereich. Zwei Tage lang nach dem Sportunfall verbleibt Michael im Bett und klagt plötzlich über einen Bewegungs- und Gefühlsverlust an beiden Beinen. Michael wird notfallmäßig der Kinderklinik vorgestellt, ohne Hinweis auf ein organisches Korrelat der Symptomatik. Die Eltern erscheinen ausgeprägt verängstigt über die eingetretene Situation, wohingegen Michael nur eingeschränkt betroffen durch die Symptomatik wirkt. Er klagt über andauernde Schmerzen im Rücken, und Versuche, sich aufzurichten, werden unter dem Hinweis auf ausgeprägte Schmerzen abgebrochen. Bei den Versuchen der Mutter, ihn aufzurichten, erscheint Michael weniger gequält.

Eine Woche nach Aufnahme gibt Michael an, dass sämtliche Schmerzen verschwunden sind, er aber weiterhin keine Kraft in den Beinen verspüre. Nach der Verlegung auf die kinder- und jugendpsychiatrische Station kommt es zu keinerlei Fortschritten in seiner Gehfähigkeit über einen Zeitraum von vier Wochen, so dass von Seiten der Eltern, aber auch von Mitarbeitern der Klinik Zweifel an der psychiatrischen Diagnose einer dissoziativen Bewegungsstörung laut werden. Michael wird anfänglich mithilfe eines Rollstuhles mobilisiert und kann damit am Klinikschulbesuch sowie anderen Therapien und außerstationären Aktivitäten teilnehmen. Im Vergleich zu seinen Mitpatienten hat er eine doppelt so lange Ruhezeit nach dem Mittagessen und wird dabei durch eine Pflegekraft intensiv betreut. Gleichzeitig erhält Michael eine tägliche Physiotherapie, bei der die Anforderungen sukzessive gesteigert werden (Aufforderung zum Versuch, Bewegungen auszuführen; mit Unterstützung, aber vermehrter eigener Anstrengung zu stehen, später zu gehen, an Krücken, Treppensteigen üben etc.).

In den Gesprächen mit der Familie und Michael wird Michaels extremes Anspruchsniveau in Bezug auf Schulleistungen und auch sportliche Leistungen deutlich. Michael übte den Fußball als Leistungssport aus, und es war fraglich, ob er die weiteren Anforderungen zukünftig erfüllen könnte. Nachdem der Trainer ihm mitgeteilt hatte, dass er den sportlichen Anschluss wohl kaum noch schaffen könne, entschied sich Michael, seinen Sport aufzugeben. In den nachfolgenden zwei Wochen kam es zu einer zügigen Remission der gesamten dissoziativen Symptomatik, die auch in der nachstationären Behandlung anhielt. Nachdem Michael sich einer neuen Sportart ohne den bisherigen Leistungsanspruch zugewandt hatte, war auch eine ängstlich-depressive Begleitsymptomatik vollständig remittiert.

psychiatrischen Grunderkrankung (z. B. Borderline-Persönlichkeitsstörung) ausrichten sollte.

Die Indikation zur psychopharmakologischen Adjuvanstherapie sollte bei jugendlichen Patienten nach strengen Indikationskriterien gestellt werden. So könnte eine vorübergehend symptomatisch orientierte Therapie mit Tranquilizern oder niedrigpotenten Neuroleptika bei dissoziativen Störungen, die begleitet werden von psychomotorischen Erregungszuständen oder selbstdestruktiven Verhaltensweisen, zum Einsatz kommen.

Im Bereich der Konversionsstörungen liegen keine kontrollierten Therapiestudien vor, jedoch bestehen Hinweise darauf, dass Patienten mit dissoziativen Bewegungsstörungen und einer gleichzeitig vorliegenden depressiven Begleitsymptomatik von Antidepressiva profitieren (Voon u. Lang 2005). Eine Studie konnte mithilfe einer niedrigfrequenten repetitiven transkranialen Magnetstimulation über dem motorischen Kortex bei Patienten mit dissoziativen Bewegungsstörungen günstige Effekte erzielen (Chastan u. Parain 2010); jedoch wurde kritisch angemerkt, dass die Verbesserung auch auf einen Placebo-Effekt zurückgeführt werden könnte (Lang u. Voon 2011).

> **Bei dem Einsatz von Psychopharmaka bei dissoziativen Konversionsstörungen ist zu bedenken, dass bei Einnahme von Medikamenten eine Symptomverbesserung auf die Medikamente attribuiert werden könnte und damit psychotherapeutische Bemühungen, die auf eine verbesserte Selbstwirksamkeit zielen, unterlaufen werden könnten.**

## 6.5    Komorbiditätsbezogene Komponenten

Bei der Erstellung des Behandlungsplans müssen signifikante komorbide Störungen berücksichtigt werden. Bei den dissoziativen Bewusstseinsstörungen stellt selten die Behandlung dissoziativer Zustände als vielmehr die Behandlung der psychiatrischen Grunderkrankung den Behandlungsfokus dar. Dissoziative Bewusstseinsstörungen im Kontext einer Borderline-Persönlichkeitsstörung im Jugendlichenalter bedürfen spezifischer Zugangsweisen. Bei isoliert auftretende dissoziative Symptomatiken im Rahmen von akuten oder posttraumatischen Belastungsstörungen werden vorrangig kognitiv-verhaltenstherapeutische Konzepte präferiert (Fiedler 2002). Als zentrale komorbide Störungen für die Konversionsstörungen, die mit leichtgradiger bis mittelgradiger Symptomatik einhergehen und häufig zügig zur Remission zu bringen sind, liegen vorrangig depressive komorbide Störungen bzw. Angststörungen vor. Die Behandlung dieser häufig begleitenden emotionalen Leitsymptomatik nimmt einen zentralen Stellenwert ein (▸ »Carla, 15;7 Jahre«).

Das gemeinsame Auftreten von Konversionsstörungen sowie dissoziativen Bewusstseinsstörungen wird am häufigsten vor dem Hintergrund von Störungen in der Persönlichkeitsentwicklung gesehen (vor allem vom Borderline-Typus).

## 6.6    Auswahl des Behandlungssettings

Leichtgradige schwere Konversionsstörungen können auch einer ambulanten Therapie zugänglich sein, wenn sie nur episodisch auftreten und mit nur kurz anhaltenden sozialen Funktionseinschränkungen einhergehen und zügig im ambulanten Setting remittieren. Da jedoch im Kindes- und Jugendalter vorrangig Bewegungsstörungen mit massiven Bewegungseinschränkungen im Sinne einer Astasie, Abasie oder einer teilweisen bis vollständigen Lähmung der Extremitäten einhergehen, bedürfen diese Störungen zumeist eines stationären Behandlungssettings. Ebenso zählen ausgeprägte Gangstörungen sowie dissoziative Krampfanfälle zu den häufigsten Konversionsstörungen, die aufgrund ihres Schweregrades und der ausgeprägten Funktionseinschränkung nur einer stationären Behandlung therapeutisch zugänglich sind.

Ängste der Patienten und der Eltern vor einer möglichen Stigmatisierung ihrer Kinder durch eine Behandlung in einer psychiatrischen Klinik führen nicht selten zu ambulanten Behandlungsversuchen, bei denen zum Teil schwerwiegende Funktionseinschränkungen toleriert werden (ausbleibender Schulbesuch wegen Ohnmachtsanfällen, Schwächezuständen oder partiellen Lähmungen). Bei einer Nichtbehandlung im stationären Kontext ist eine Chronifizierung der Störung, häufig verbunden mit einer Zunahme des Schweregrades der Symptomatik charakteristisch – nicht selten verbunden mit einer Aggravierung des sekundären Krankheitsgewinnes. Eine anhaltende Symptomatik, die auch im sozialen Nahfeld der Patienten auftritt (Schule, häusliche Umgebung, Peergroup), führt zu einer Stigmatisierung der Kinder und Jugendlichen mit einer Aggravierung der Gesamtproblematik.

Teilstationäre Maßnahmen sind eher indiziert für eine weitere Mobilisierung im Anschluss an eine vollstationäre Behandlungsmaßnahme. Eine direkte Einweisung in ein teilstationäres Behandlungskonzept sollte nur bei leichtgradigen dissoziativen Symptomatiken erfolgen – mit einer nachweisbaren zügigen Remission unter dieser Maßnahme. Ausgeprägte Konversionsstörungen bedürfen im Allgemeinen einer vollstationären Behandlung, da eine erfolgreiche Therapie nur unter Verwirklichung eines umfassenden multimodalen Behandlungskonzeptes erfolgversprechend ist.

---

**Carla, 15;7 Jahre**

Carla wird nach einem Suizidversuch mit Insulin (Carla hat seit dem 9. Lebensjahr einen insulinpflichtigen Diabetes) auf die kinder- und jugendpsychiatrische Station aufgenommen. Im 10. Lebensjahr war sie erstmalig einer Psychologin wegen einer ausgeprägten Trennungsängstlichkeit (von der Mutter) und einem somatoform anmutenden Beschwerdekomplex vorgestellt worden. Bei der aktuellen körperlichen Untersuchung fielen alte wie auch frische narbige Veränderungen an den Unterarmen, aber auch an den Unterschenkeln auf. Carla gab an, sich bereits seit zwei Jahren mit einer Rasierklinge zu ritzen. Sie würde kaum Schmerzen verspüren und fühle sich nach dem Ritzen erleichtert und wieder klar im Kopf. Zwischenzeitlich habe sie für fast ein halbes Jahr ein Erbrechen nach den Hauptmahlzeiten herbeigeführt, da sie sich zu dick gefühlt habe.

Weiter berichtet sie von starken Stimmungsschwankungen, die so wechselnd seien, als würde man einen Lichtschalter umlegen. Auch könne sie wütende Impulse kaum bremsen, so habe sie bereits ihre Mutter, aber auch schon Freundinnen tätlich angegriffen. Manchmal fühle sie sich so, als ob jemand anderes in ihrer Haut stecke. Andere Leute sagten, sie könnten sie manchmal kaum wiedererkennen. Dies erlebe sie selbst auch so, wenn sie in den Spiegel schaue. Dabei komme ihr ihr Gesicht ganz komisch und fremd vor, als ob es nicht ihr eigenes wäre. Jedoch sei sie sich letztlich sicher, dass das Gesicht zu ihr gehöre. Es wäre nur so, »als ob«. Dies würde sie sehr ängstigen, manchmal glaube sie, sie könne schizophren werden. Aus der psychiatrischen Familienanamnese wird im Laufe der Therapie bekannt, dass der Kindesvater alkohol- und drogenabhängig war und Carla mit massiven Gewalttätigkeiten des Vaters konfrontiert war. Hinzu kam eine geringe Verfügbarkeit der Kindesmutter durch deren depressive Störung, die bereits zu mehreren Klinikaufenthalten geführt hatte. Nach einer 3-monatigen Therapie, die insbesondere Carlas soziale Kompetenzen, ihre Fähigkeit zur Selbstkontrolle und der Bewältigung schwerer affektiver Anspannungszustände zum Fokus hatte, konnte Carla in einer deutlich stabilisierten Verfassung in eine therapeutische Wohngruppe entlassen werden.

## 6.7    Notfallmaßnahmen

Psychiatrische Notfallsituationen bei jugendlichen Patienten mit dissoziativen Störungen stellen keine Seltenheit dar. So kommt es insbesondere bei den dissoziativen Krampfanfällen zu einem gehäuften Auftreten von Notfallhospitalisierungen. Aufgrund des dramatischen Erscheinungsbildes und anfänglicher Unklarheit bezüglich der psychiatrischen Genese der Störung erfolgen oft wiederholte invasive Diagnostiken und therapeutische Behandlungsversuche. Da sich die Anfälle mehrere Stunden lang hinziehen können und nicht selten begleitet sind durch selbstschädigende Handlungen/Bewegungen (wie z. B. Kopfschlagen, Gefahr des Sturzes aus dem Krankenbett), sind zum Schutz der Patienten besondere Maßnahmen erforderlich, etwa Teilfixierung, wenn keine Beruhigung eintritt mit begleitender kontinuierlicher Aufsicht. Bei entsprechender Compliance ist auch die orale Gabe von niedrigpotenten Neuroleptika vorübergehend sinnvoll; jedoch sollte auf eine pharmakologische Behandlung gegen den Willen des Patienten (z. B. Injektion von niedrigpotenten Neuroleptika) bei fehlender schwerer Eigengefährdung- oder Fremdgefährdung verzichtet werden. Vielmehr stellen symptomatisch orientierte psychopharmakologische Behandlungen im anfallsfreien Intervall eine wichtige Adjuvanstherapie zur Reduktion der affektiven Anspannung dar (▶ »Katrin, 16;4 Jahre«).

### Katrin, 16;4 Jahre

Nach einem Krampfanfall unklarer Genese während einer Klassenfahrt wird Katrin in einer neuropädiatrischen Klinik aufgenommen. Die ausführliche Diagnostik einschließlich eines Video-EEG erbringt keine Hinweise auf eine organische Grunderkrankung. Während des Aufenthaltes in der Neuropädiatrie kommt es jede Nacht zu einem schwerwiegenden, sich über 1–2 Stunden hinziehenden krampfartigen Geschehen. Tonisch-klonisch anmutende Bewegungen wechseln sich ab mit psychomotorischen Erregungszuständen mit Wutäußerungen und Um-sich-Schlagen. Katrin ist während dieser Zustände nicht ansprechbar und hat am nächsten Morgen keine Erinnerung mehr an diese Zustände.

Die im psychiatrischen Konsil empfohlene Verlegung auf eine kinder- und jugendpsychiatrische Station wird von den Eltern abgelehnt, da sie von einer organischen Genese der Störung ausgehen. Katrin selbst erscheint ambivalent bis zustimmend und scheint in einem deutlichen Loyalitätskonflikt zu ihren Eltern zu stehen. Nach mehreren Aufenthalten in anderen somatischen Kliniken sind die Eltern mit einer Aufnahme in der kinder- und jugendpsychiatrischen Klinik einverstanden. Dort kommt es weiterhin zu täglichen Anfällen; eine medikamentöse Adjuvanstherapie mit einem Psychopharmakon erbringt keine Besserung. Die Eltern wünschen eine Entlassung.

In diesem Kontext gerät Katrin in eine schwere suizidale Krise. Letztlich erklären sich die Eltern mit dem Aufenthalt auf der Station einverstanden und kooperieren in der weiteren Behandlungsplanung. Die schwerwiegenden Anfälle sistieren unmittelbar nach der Zustimmung der Eltern für den Verbleib ihrer Tochter auf der Station. Zwischendurch entwickelt Katrin ein psychogenes Erbrechen.

Im Rahmen einer außerfamiliären Unterbringung stabilisiert sich Katrin bei einer vollständigen Remission der dissoziativen Anfälle und der Essstörung.

## 6.8    Jugendhilfe- und Rehabilitationsmaßnahmen

Jugendhilfe- und Rehabilitationsmaßnahmen bei Patienten mit dissoziativen Störungen (insbesondere schwerwiegende dissoziative Bewusstseinsstörungen sowie chronifizierte Konversionsstörungen) zeigen, dass diese Kinder und Jugendlichen auffallend häufig mit vernachlässigenden oder misshandelten Familienmitgliedern konfrontiert oder aber durch die Auswirkungen psychiatrischer Erkrankungen von Elternteilen schwer belastet sind (Persönlichkeitsstörungen, Suchterkrankungen). Bei dieser Gruppe von Jugendlichen werden häufig auch institutionelle Hilfen erforderlich. Die im Rahmen der Familiendiagnostik identifizierten anderweitigen Familienbelastungen und -konflikte können möglicherweise auch zur Etablierung institutioneller Hilfen im Gesamtbehandlungsplan führen, auch wenn sich kein direkter Bezug zur Entwicklung der dissoziativen Symptomatik herstellen lässt.

## 6.9 Konsil-/Liaisondienst

Da insbesondere die dissoziativen Störungen vom Konversionstypus eine neurologische Erkrankung nahe legen, erfolgt zumeist eine Einweisung in Kinderkliniken oder neurologische Kliniken. Da der erste Kontakt des betroffenen Kindes/Jugendlichen sowie der Angehörigen mit der psychiatrischen Disziplin über den Konsilbzw. Liaisondienst stattfindet, ist eine vorausschauende interdisziplinäre Zusammenarbeit erforderlich, die mehrere Gesichtspunkte berücksichtigen sollte:

Eltern und Kind sollten im Vorfeld über den Konsilbesuch informiert sein, und die Möglichkeit zur Exploration in abgeschirmter Räumlichkeit sollte möglich sein. Auch kommt der Verhaltensbeobachtung (z. B. die Krankenschwestern oder Angehörige zu bitten, dem betroffenen Kind – beispielsweise mit einer partiellen Beinlähmung – beim Aufstehen zu helfen) ein besonderer diagnostischer Wert zu. Die Diagnoseeröffnung sollte im interdisziplinären Rahmen erfolgen, um den Überweisungs-/Verlegungsprozess nicht zu erschweren bzw. zu gefährden. Auch gilt es, den häufig aufkommenden Vorwurf der Simulation bei den an der Betreuung beteiligten Personengruppen durch eine Aufklärung bzw. Instruktion im Umgang mit diesem Erkrankungsbild zuvorzukommen. Bei fehlender Akzeptanz zur Weiterbehandlung in einem kinder- und jugendpsychiatrischen Kontext sollte den somatischen Klinikern empfohlen werden, die betroffenen Familien zu bestärken, bei einem erneuten Auftreten der Symptomatik (z. B. bei einer hohen Flukutation bei minder schwerwiegenden dissoziativen Symptomatiken) dieselbe Klinik wieder aufzusuchen, um die (häufig wiederholte) Durchführung unnötiger invasiver

Diagnostiken zu vermeiden und auch dem kinder- und jugendpsychiatrischen Konsiliar die Möglichkeit zum erneuten Interventionsversuch zu geben.

## Literatur

Ahern L (2009) Attitudes of neuroscience nurses toward patients with conversion symptoms. Psychosomatics 50(4): 336–339

Böhme R, Fleischhaker C, Mayer-Bruns F, Schulz E (1999) Dialektisch-Behaviorale Therapie für Jugendliche (DBT-A). Abteilung für Psychiatrie und Psychotherapie im Kindes- und Jugendalters der Universität Freiburg, Freiburg

Bohus M, Schmahl C (2001) Therapeutische Prinzipien der Dialektisch-Behavioralen Therapie für Borderline-Störungen. Persönlichkeitsstörungen: Theorie und Therapie 5: 91–102

Brunner R, Resch F (2001) Selbstverletzendes Verhalten bei jugendpsychiatrischen Patienten – Psychodynamische und neurobiologische Aspekte. Pädiatrische Praxis 5: 4–12

Brunner R, Resch F (2008a). Dissoziative Störungen. In: Remschmidt H, Mattejat F, Warnke A (Hrsg) Therapie psychischer Störungen bei Kindern und Jugendlichen. Thieme, Stuttgart, S 265–277

Brunner R, Resch F (2008b). Dissoziative und somatoforme Störungen. In: Herpertz-Dahlmann B, Resch F, Schulte-Markwort M, Warnke A (Hrsg) Entwicklungspsychiatrie. Biopsychologische Grundlagen und die Entwicklung psychischer Störungen, 2. Aufl. Schattauer, Stuttgart, S 940–968

Brunner R, Resch F, Spitzer C, Freyberger HJ (2009) Dissoziative Störungen. In: Fegert JM, Streeck-Fischer A, Freyberger HJ (Hrsg) Adoleszenzpsychiatrie. Schattauer, Stuttgart, S 328–339

Campo JV, Fritz GK (2001) A management model for pediatric somatization. Psychosomatics 42: 467–476

Chastan N, Parain D (2010) Psychogenic paralysis and recovery after motor cortex transcranial magnetic stimulation. Movement Disorders 25: 1501–1504

Eckhardt A, Hoffmann SO (1997) Dissoziative Störungen. In: Egle UT, Hoffmann SO, Joraschky P (Hrsg) Sexueller Mißbrauch, Mißhandlung, Venachlässigung. Schattauer, Stuttgart, S 225–236

Fiedler P (2002) Dissoziative Störungen. Fortschritte der Psychotherapie. Hogrefe, Göttingen

Hampel P, Petermann F (2003) Anti-Stress-Training für Kinder, 2. Aufl. Beltz PVU, Weinheim

Hunter ECM, Phillips ML, Chalder T, Sierra M, David AS (2003) Depersonalisation disorder: a cognitive-behavioural conceptualisation. Behaviour Research and Therapy 41: 1451–1467

Kapfhammer H-P (2000) Dissoziative Störungen. In: Möller H-J, Laux G, Kapfhammer H-P (Hrsg) Psychiatrie und Psychotherapie. Springer, Berlin Heidelberg New York, S 1273–1302

Lang AE, Voon V (2011) Psychogenic movement disorder: past developments, current status, and future directions. Movement Disorders 26: 1175–1186

Lesser R (2003) Treatment and outcome of psychogenic non-epileptic seizures. Epilepsia Currents, 3: 198–200

Maisami M, Freeman JM (1987) Conersions reactions in children as body language: a combined child/neurology team approach to the management of functional neurological disorders in children. Pediatrics 80: 46–52

Sierra M, Phillips ML, Ivin G, Krystal JH, David AS (2003) A placebo-controlled, cross-over trial of lamotrigine in depersonalization disorder. Journal of Psychopharmacology 17(1): 103–105

Simeon D, Guralnik O, Schmeidler J, Knutelska M (2004) Fluoxetine therapy in depersonalisation disorder: randomised controlled trial. British Journal of Psychiatry 185: 31–36

Stone J, Carson A, Sharp M (2005) Functional symptoms in neurology: management. Journal of Neurology, Neurosurgery and Psychiatry 76: 13–21

Stonnington CM, Barry JJ, Fisher RS (2006) Conversion disorder. American Journal of Psychiatry 163(9): 1510–1517

Trott G-E, Friese H-J, Wirth S, Nissen G (1996) Somatoforme und konversionelle Syndrome bei Kindern und Jugendlichen und ihre Therapie. Monatsschrift für Kinderheilkunde 144: 544–551

Voon V, Lang AE (2005) Antidepressant treatment outcomes of psychogenic movement disorder. Journal of Clinical Psychiatry 66(12): 1529–1534

Wewetzer C, Warnke A (1999) Differentialdiagnose einer »Konversionsstörung«. Zeitschrift für Kinder- und Jugendpsychiatrie 27: 221–226

# Der Blick voraus:
# Verlauf und Prognose

Der Verlauf dissoziativer Bewusstseinsstörungen im Kindes- und Jugendalter ist aufgrund fehlender empirischer Untersuchungen unzureichend bekannt. Insgesamt fehlen bisher auch Verlaufsstudien, die Änderungen im Ausmaß dissoziativer Erlebens- und Verhaltensmuster im Verlauf oder in Abhängigkeit von Therapieeinflüssen untersucht haben. Eine Ausnahme stellt eine Studie zum Verlauf dissoziativer Symptome bei Erwachsenen (25–64 Jahre; N = 1497) aus der Allgemeinbevölkerung dar (Maaranen et al. 2008). So zeigte ein Drittel von denjenigen Untersuchungsteilnehmern, die zum Zeitpunkt der Erstuntersuchung ausgeprägte dissoziative Symptome berichtet hatten, in einer Nachuntersuchung drei Jahre später immer noch ein hohes Maß an dissoziativen Symptomen. Die Stabilität der dissoziativen Phänomene in dieser Gruppe war eng verbunden mit gleichzeitig vorliegenden anhaltenden depressiven Symptomen und suizidalen Ideen. Nur ein geringer Anteil derjenigen, die zum ersten Messzeitpunkt ein niedriges Ausmaß an dissoziativen Symptomen angegeben hatten, zeigte im weiteren Verlauf einen Anstieg dieser Phänomene. Im Bereich der kategorialen Diagnosen aus dem Spektrum der dissoziativen Bewusstseinsstörungen liegen nur bei Patienten mit einer dissoziativen Identitätsstörung Fallstudien zum Verlauf vor (Putnam 1997).

Bei Konversionsstörungen im Kindes- und Jugendlichenalter zeigen sich nach einer Übersichtsarbeit von Jans und Warnke (1999) uneinheitliche Ergebnisse, in Abhängigkeit der unterschiedlichen Diagnosen. Während hohe Remissionsraten im Sinne einer vollständigen Genesung bei Konversionsstörungen beobachtet werden, zeigt eine substanzielle Gruppe im Langzeitverlauf jedoch eine deutlich ungünstigere Prognose. So zeigte die Übersichtsarbeit nach einer Auswertung von zahlreichen Verlaufsstudien, die einen kurz- oder mittelfristigen Verlauf von ein bis drei Jahren nach der Erstdiagnostik beinhalteten, dass 14–54 % der Patienten bei dieser Nachuntersuchung noch eine weiterhin bestehende dissoziative Symptomatik aufwiesen. 20–30 % der Patienten mit anhaltenden dissoziativen Störungen zeigten einen Symptomwechsel innerhalb der Gruppe der dissoziativen Störungen. Dissoziative Krampfanfälle und Sehstörungen wiesen gegenüber den dissoziativen Bewegungsstörungen einen deutlich schlechteren Verlauf auf. Eine frühzeitig Intervention bei Kindern mit dissoziativen Krampfanfällen gingen mit einer deutlich besseren Prognose einher (Gudmundsson et al. 2001).

Bei einer aktuellen Untersuchung mit einem langfristigen Katamneseintervall von durchschnittlich zwölf Jahren war eine gravierende psychiatrische Morbidität bei den ehemals in der frühen Adoleszenz behandelten Patienten mit einer Störung aus dem Gesamtspektrum der Konversionsstörungen erhebbar (Jans et al. 2008): Zum Zeitpunkt der Nachuntersuchung bestand bei 82,6 % der Patienten irgendeine Art einer psychiatrischen Erkrankung, während 26,1 % weiterhin von einer Konversionsstörung betroffen waren. Neben den dissoziativen Störungen dominierten Angststörungen und somatoforme Störungen. Persönlichkeitsstörungen konnten bei annähernd der Hälfte der Patienten diagnostiziert werden, wobei die Borderline-Persönlichkeitsstörung, die zwanghafte und die negativistische Persönlichkeitsstörung zahlenmäßig am häufigsten vertreten waren. Der Schweregrad der dissoziativen Symptomatik sowie die Häufigkeit von vollstationären Behandlungen in der Kindheit und Jugend waren signifikant mit einer verschlechterten psychosozialen Anpassung im Erwachsenenalter verbunden (Jans et al. 2008). In diesem Langzeitverlauf konnte zum Zeitpunkt der Nachuntersuchung festgestellt werden, dass keine einzige damals als dissoziativ eingeschätzte Erkrankung sich als organmedizinische Erkrankung herausgestellt hatte.

Ein Diagnosewechsel von ursprünglichen Konversionsstörungen in eine Somatisierungsstörung wurde insbesondere in Verlaufsstudien bei erwachsenen Patienten mit Konversionsstörungen beobachtet. Ob die häufig anzutreffende Komorbidität mit Angstsymptomen und depressiven Störungen einen Prädiktor für den Verlauf der Konversionsstörungen darstellt, wird bislang widersprüchlich beurteilt (Jans u. Warnke 1999). So schien eine kürzere Symptomdauer bis zum Behandlungsbeginn mit einem günstigeren Verlauf assoziiert, sowohl bei Kindern als auch bei erwachsenen Patienten. Dieser Befund wurde auch in einer Studie an 15 Kindern mit dissoziativen Bewegungsstörungen bestätigt (Schwingenschuh et al. 2008). Charakteristisch in dieser Stichprobe waren auch hier der plötzliche Beginn der Symptomatik, häufig unmittelbar vorangegangene körperliche Minimaltraumatisierungen sowie belastende Lebensereignisse. Es zeigte sich auch prädominante Involvierung der dominanten Gliedmaßen. Die Dauer bis zur korrekten Diagnosestellung variierte auch in dieser Stichprobe erheblich (2 Wochen bis 5 Jahre). In einer weiteren Stichprobe von 54 Kindern im Alter zwischen 8 und 18 Jahren mit einer dissoziativen Bewegungsstörung zeigte ein substanzieller Anteil (20 %) einen lang anhaltenden Schulabsentismus sowie unnötige chirurgische Eingriffe (Ferrara u. Jankovic 2008).

Nach einer Studie von Goodyer und Mitchell (1989) zeigten polysymptomatische Patienten gegenüber Patienten mit einer Monosymptomatik keinen schlechteren Behandlungserfolg. Kinder und Jugendliche schienen durch einen günstigeren Verlauf gegenüber Patienten mit einem Beginn der Symptomatik im Erwachsenenalter gekennzeichnet zu sein (Jans u. Warnke 1999). Auffällige Geschlechterdifferenzen im Hinblick auf den Verlauf von Konversionsstörungen konnten nicht erhoben werden. Akut einsetzende dissoziative Reaktionen und umschriebene identifizierbare stressbesetzte Auslösesituationen gelten als günstige Faktoren für den Behandlungserfolg. Eine fehlende Behandlungsaufnahme nach Diagnosestellung, Behandlungsabbrüche sowie lange Anamnesen mit medizinischen und zum Teil chirurgischen Interventionen erwiesen sich als ungünstige Faktoren (ebd.).

## Literatur

Ferrara J, Jankovic J (2008) Psychogenic movement disorders in children. Movement Disorders 23: 1875–1881

Jans T, Warnke A (1999) Der Verlauf dissoziativer Störungen im Kindes- und Jugendalter – Eine Literaturübersicht. Zeitschrift für Kinder- und Jugendpsychiatrie 27: 139–150

Jans T, Schneck-Seif S, Weigand T, Schneider W, Ellgring H, Wewetzer C, Warnke A (2008) Long-term outcome and prognosis of dissociative disorder with onset in childhood or adolescence. Child Adolesc Psychiatry Ment Health 2(1): 19

Goodyer IM, Mitchell C (1989) Somatic emotional disorders in childhood and adolescence. Journal of Psychosomatic Research 33: 681–688

Gudmundsson O, Prendergast M, Foreman D, Cowley S (2001) Outcome of pseudoseizures in children and adolescents: a 6-year symptom survival analysis. Dev Med Child Neurol 43: 547–551

Lang AE, Voon V (2011) Psychogenic movement disorders: Past developments, current status, and future directions. Movement Disorders 26: 1175–1182

Maaranen P, Tanskanen A, Hintikka J, Honkalampi K, Haatainen K, Koivumaa-Honkanen H, Viinamäki H (2008) The course of dissociation in the general population: a 3-year follow-up study. Comprehensive Psychiatry 49: 269–274

Putnam FW (1997) Dissociation in Children and Adolescents. A Developmental Perspective. Guilford, New York

Schwingenschuh P, Pont-Sunyer C, Surtees R, Edwards MJ, Bhatia KP (2008) Psychogenic movement disorders in children: a report of 15 cases and a review of the literature. Movement Disorder 23: 1882–1888

# Was wir nicht wissen:
# Offene Fragen

Unzureichende Forschungsbemühungen auf dem Gebiet der dissoziativen Störungen korrespondiert mit einem unzureichenden ätiologischen Verständnis dieser Krankheitsbilder. Klinische wie auch grundlagenwissenschaftlich ausgerichtete Untersuchungen auf dem Gebiet der dissoziativen Bewusstseinsstörungen und Konversionsstörungen könnten nicht nur die therapeutische Handlungsfähigkeit erweitern, sondern auch zu grundlegenden Erkenntnissen zur Willensbildung, Handlungssteuerung und Bewusstsein beim Menschen führen. Moderne Formen neurobiologischer Methoden, die bereits im Rahmen der Stressforschung entwickelt wurden, könnten dazu beitragen, die Ätiologie dieses immer noch unzureichend verstandenen Krankheitsbildes zu erhellen. Dabei kommt der Bedeutung des Verständnisses zwischen der Aktivierung biologischer Stressantwortsysteme und psychopathologischer Erscheinungsbilder eine besondere Bedeutung zu. Weitere Bemühungen, die dissoziativen Störungen in einem entwicklungspsychopathologischen Kontext zu untersuchen, würden auch das Verständnis für belastungsreaktive Störungen im Kindes- und Jugendalter (Anpassungsstörungen, akute Belastungsreaktion, posttraumatische Belastungsstörung) erheblich erweitern. Der beschriebene Nachweis pathophysiologischer Mechanismen im Bereich der dissoziativen Bewegungsstörungen wirkt dem immer noch anzutreffenden Geist-Körper-Dualismus entgegen und kann zur Entstigmatisierung dieser großen Patientengruppe beitragen (Brunner u. Resch 2008; Sharpe u. Carson 2001).

Weiterer Forschungsbedarf besteht auch in der Untersuchung von übergreifenden und trennenden pathogenetischen Aspekten dissoziativer Störungen vom Bewusstseinstypus und dem Konversionstypus. Eine Neuordnung dieser Störungen ist bereits in der Weiterentwicklung der Klassifikationsschemata, also in der ICD-11 (www.who.int) und im DSM-V (www.DSM-V.org) vorgesehen, wobei diese Neuordnung immer noch auf unzureichenden empirischen Untersuchungen basieren wird. Die Entwicklung externer Validitätskriterien für die Erkrankung (wie z. B. psychophysiologische oder anderweitige biologische Marker) könnte helfen, die Validität der Diagnose zu testen und zur Re-Definition von Diagnosen und zu nosologischer Klassifikation beitragen (vgl. Brunner u. Resch 2008).

Die hohe Persistenz von dissoziativen Störungen bzw. der Übergang in andere psychiatrische Erkrankungen macht deutlich, dass dieses Patientengut ausreichend lang und intensiv in den verschiedenen Behandlungssettings behandelt werden sollte, um zu einer verbesserten Remissionsrate zu kommen. Auch die verspätete Inanspruchnahme spezifischer psychiatrischer Hilfen sollte verbessert werden durch eine intensivierte interdisziplinäre Zusammenarbeit mit der Pädiatrie, Neurologie und den anderweitigen somatischen Fächern. Da der Umgang mit dem Krankheitsverständnis aller am Behandlungsprozess Beteiligten (Patient, Eltern und Therapeuten) einen zentralen Stellenwert bei der Etablierung eines therapeutisch erfolgreichen Arbeitsbündnisses einnimmt, ist eine Interdisziplinarität besonders gefordert. Viele Patienten wechseln immer noch in der Inanspruchnahme zwischen neurologisch und psychiatrisch ausgerichteten Versorgungsstrukturen – mit der Folge inadäquater und/oder verspäteter Behandlungsmaßnahmen. Auch an dieser Stelle wirkt es dringlich geboten, die vielfältigen Begrifflichkeiten (»hysterisch«, »pseudoneurologisch«, »psychogen«, »nicht-organisch«, »funktionell«, »medizinisch unerklärbar« etc.) aufzulösen und im Zuge der Neuordnung der Klassifikationsschemata zu einheitlichen Begrifflichkeiten zu kommen. So schwächt bereits die medizinische Terminologie (z. B. beim Gebrauch des Begriffs »pseudoneurologisch«) die Arzt-Patient-Beziehung mit der Implikation, dass es sich nicht um eine »wirkliche« Erkrankung handelt (vgl. auch Stonnington et al. 2006).

Neben einem dringenden Bedarf zur Durchführung von Verlaufsstudien und kontrollierten Therapiestudien sind ebenso epidemiologische Untersuchungen im Bereich dissoziativer Störungen erforderlich. Die hohen Prävalenzraten somatoformer und dissoziativer Symptome/Syndrome in der ärztlichen Primärversorgung machen disziplinenübergreifende Interventionen erforderlich, durch die auch eine verzögerte Inanspruchnahme spezifischer therapeutischer Hilfen vermindert werden kann.

Ein besonderer Stellenwert kommt der Ausweitung von kinder- und jugendpsychiatrischen Konsiliar- und Liaisondiensten zu. Spezifische Therapiekonzepte, die sowohl krankheitsauslösende als auch krankheitsunterhaltende Faktoren im Fokus haben, sollten entwickelt und in ihrer Wirksamkeit empirisch geprüft werden, um die bestehenden therapeutischen Methoden zu ergänzen und zu einem verbesserten Behandlungserfolg zu kommen.

## Literatur

Brunner R, Resch F (2008) Dissoziative und somatoforme Störungen. In: Herpertz-Dahlmann B, Resch F, Schulte-Markwort M, Warnke A (Hrsg) Entwicklungspsychiatrie. Biopsychologische Grundlagen und die Entwicklung psychischer Störungen, 2. Aufl. Schattauer, Stuttgart, S 940–968

Sharpe M, Carson A (2001) »Unexplained« somatic symptoms, functional syndromes, and somatization: Do we need a paradigm shift? Annals of Internal Medicine 134: 926–930

Stonnington CM, Barry JJ, Fisher RS (2006) Conversion disorder. American Journal of Psychiatry 163: 1510–1517

# Anhang

Leitlinien

Die Leitlinien der Deutschen Gesellschaft für Kinder- und Jugendpsychiatrie, Psychosomatik und Psychotherapie können abgerufen werden unter: http://www.uni-duesseldorf.de/WWW/AWMF/II/II_kjpp.htm.

# Stichwortverzeichnis

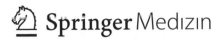
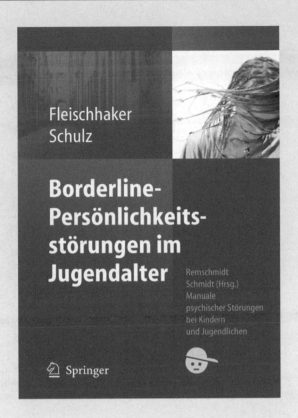

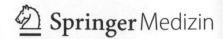
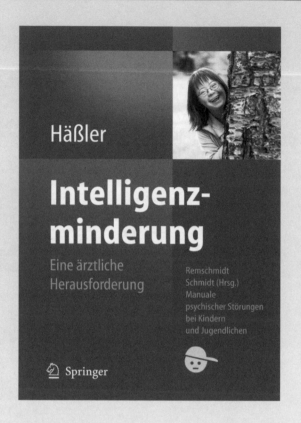

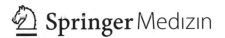
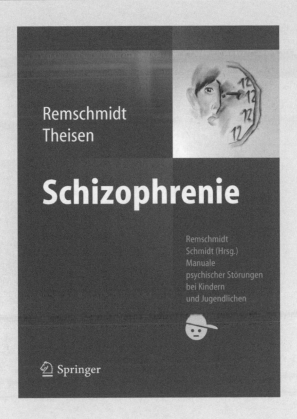

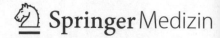
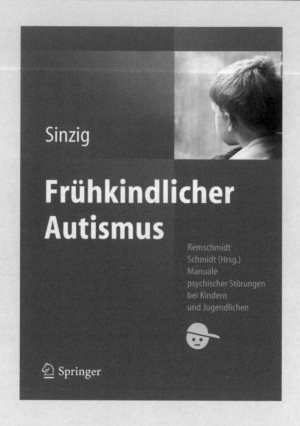

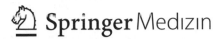
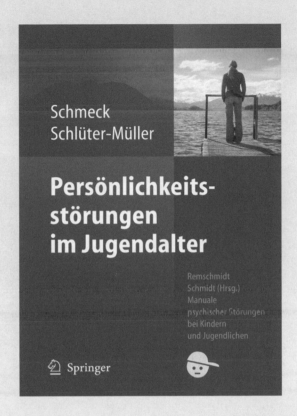

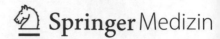
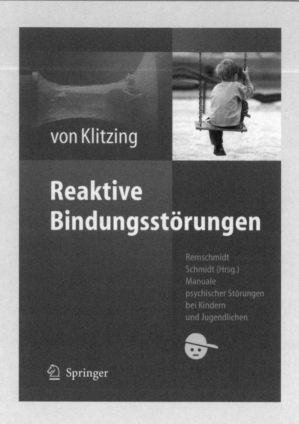

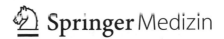
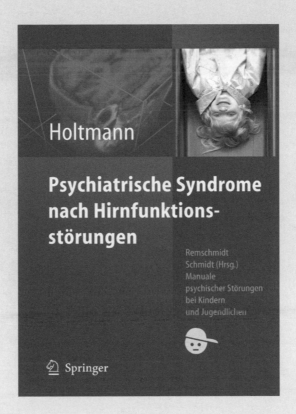

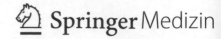
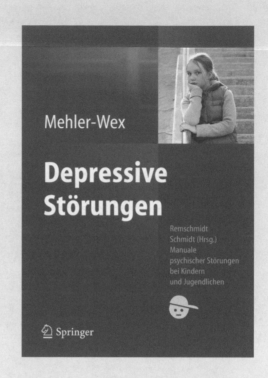

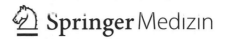
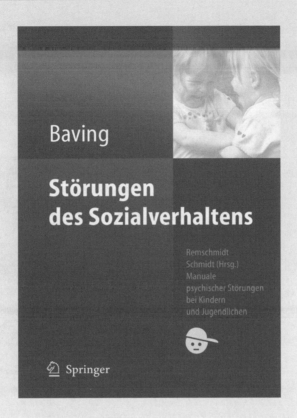

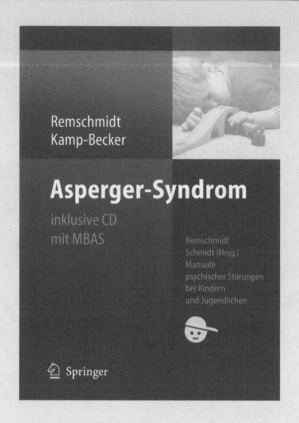